保健師活動を展開する扉

編著　守田孝恵

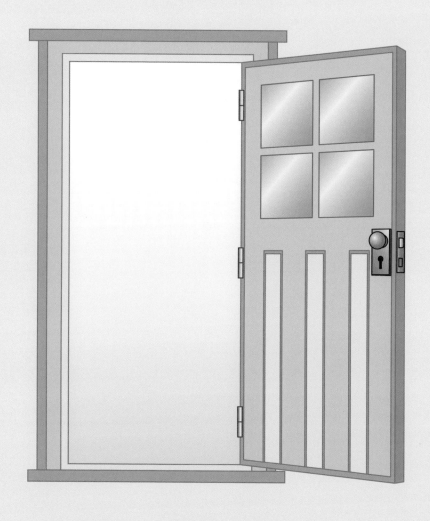

クオリティケア

目　次

保健師活動を展開する扉

　地域で展開される保健活動の中で、保健師は地域住民の生きざまに触れ、感じ取り、住民の健康に必要な事と効果的な方法を考えて行動しています。しかしながら、保健師の思考や感覚は目に見えづらいものです。

　そこで、筆者たちは、自身の保健医療の実践の中で、印象深く留まっていた保健師の思考や感覚を記し、エピソードの意味を掘り下げて、保健師の役割や機能をわかりやすく伝えようと試みました。

　2013年4月に通知された保健師活動指針の10項目の第1番目は「保健師活動のPDCAサイクルの実施」です。筆者らは、これに先立ち、PDCAに沿って保健師活動を示すツールである、「保健師活動の展開図」を開発し、2013年3月に出版しました。今回は、この展開図で示したPDCAのプロセスを「扉」としました。読者の方々が、これらの一つひとつの扉を開けると、保健師活動の場面を訪れることができます。

　保健師って何だろうと思っている方、保健師に関心を持った方、保健師活動の原点に戻って確認したい方、さまざまな読者の方々がご自分の目的で、どこからでも読んでいただける本です。筆者らが大切にしていることを共有、共感して頂けると幸せです。

1　「事例からみえた実態把握」の扉

　保健師が「あれっ」と感じた事を「問題・課題」として、その問題・課題を抱える事例Aさん、Bさん、Cさんの状況から地域の実態を把握しています。対象者である個人を身体、精神、社会的側面から捉え、健康になるための問題や課題を深くみていきます。その

際に、保健師は、Aさん・Bさん・Cさんの語りや生活状況から、健康の問題を明らかにしますが、それだけでなく問題の解決や課題の対策に向けてどのような「力」を持っているのか、といった地域の力も同時に見ています。

　この扉を開けると、保健師が「個」の事例に対応して、何を思考しているのかが読み取れると思います。

2 「地域診断：保健師が捉えた地域の実態」の扉

　「事例からみえた地域の実態」のAさんBさんCさんの実態を基にして、それに関連のある地域の実態です。例えば、家庭訪問や健康相談で、よく聞くこと、よく見かけること、人々の生活習慣や文化や規範、習わし、地域の伝統、地域の組織や団体、グループの活動などの実態です。これらの実態は健康の問題や課題の背景を意味づけるものであり、ある時には問題を解決する「地域の力」の発見の場となるものです。

　保健師は日常的にこれらを捉えて地域診断をしています。地域診断の方法のひとつである「保健師が捉えた地域の実態」の扉を開けて、保健師による地域の捉え方を覗いてみてください。

3 「地域診断：事業実績と保健統計」の扉

　保健師の日常業務の現場には、実施している保健事業の実績や保健統計など地域の人々の健康行動や健康状態などを数量的に示した多くの資料が蓄積されています。保健師がこれらを活用する機会はさまざまです。これらの数値は、定期的、定型的に集計される場合と、急遽、実績の集計や加工を求められることも少なくあ

りません。

　保健師が事業実績の集計や加工の必要性に向き合う時とは、どんな時なのか。そのような時に備えて、保健師は日常的に何をしておくべきか。この謎のような事態が、扉を開けると覗けます。

4　「実践」の扉

　保健師の実践は、家庭訪問、健康診査、健康教育、健康相談、グループ育成・地区組織への支援、連携調整などの方法を組み合わせて進められます。この本には、「家庭訪問」「地区組織活動」「連携調整」の3種類の実践の扉があります。それぞれの扉を開けて入ってみてください。

　すると、なんと、その先は、最初に見た事例や地域診断、さらなる実践への扉へ向かって行けるのです。

　これが、地域で展開する保健師活動そのものです。扉を開けて、次の扉に繋がって、PDCAサイクルが回り、さらに、種類の異なるPDCAのサイクルが回り始めます。PDCAサイクルの大きさも大小さまざまで、同時にクルクルと回っています。

　保健師活動が広がり、複数のPDCAサイクルが回って発展し、地域の人々が、地域ごとに、健康レベルを向上させていくのです。

　読者のみなさま、まずは、保健師活動を展開する扉の前に立ってみてください。

　　　　　　　　　　　　　　　　　編著　守田孝恵

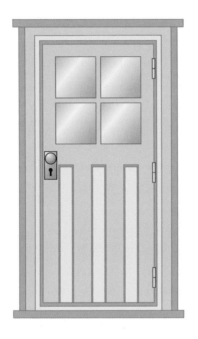

扉の前で

何故保健師を選んだのか

　それは、看護学校３年生の時の保健所実習での事でした。指導保健師と訪問鞄を肩からさげて歩いていると、田や畑で野良仕事をしている高齢者が「保健師さーん。」と遠くから声を掛けられます。保健師が、「体の調子はどんなかね。血圧はいいかね。」と聞かれると、「よう分からん。」と返答。「ちょっと測ってみようかね。」と、田の畦道や畑の中が、保健指導の場になるのです。そして、世間話をしながら、家族全員の健康状態を把握されるのです。その場に居て、住民の中にしっかり入り込んでいる保健師の仕事は、なんとおもしろいのだろう、と強く興味を持ちました。実習が終って、もっと保健師の仕事を知りたいという思いが強くなり、故郷の町の保健師に「夏休みに自主実習をさせて欲しい。」という手紙を送り、受け入れてもらいました。夏休みに実家に帰省し、毎日町の保健師について、家庭訪問や健診、相談等を見学しました。この体験で、町の保健師の活動に心を打たれました。その後、「沖の島よ、私の愛と献身を！」という本を読む機会がありました。高知県の沖の島という離島に、新人の保健師が赴任し、乳児死亡率が高かった島で孤軍奮闘した結果、乳児死亡をゼロにしたという実話です。赴任当初、島民は若い小娘に何ができるか、と無視し続けたのですが、島民の為に昼夜を問わず奔走する姿に、全幅の信頼を寄せ始めるのです。何年か後に、彼女に本土への転勤命令が出た時、島民は一丸となって県に訴え、島に引き止めました。その本が看護学校卒業前に「孤島の太陽」という映画になり、それを観て感動した私は、「これしかない」と保健師への道を決めたのです。

映画のポスターを下宿の壁に貼り、「早くこのような保健師になりたい。」と熱い想いを抱いて、保健師の学校へ進みました。

（落合教子）

私が保健師になろうと思った理由

　私が保健師になろうと思った中学生の時からの思いと短大3年生時の二つの経験をご紹介します。

　中学生の時からのある思いとは…私が中学2年生の時に、英語の時間に先生が水俣病を織り交ぜた授業を音楽と本で紹介をしてくださいました。その本には私と年齢が変わらない「坂本しのぶさん」の事が書かれていました。中学生だった私は先生にその本をお借りし、坂本しのぶさんにお手紙を出したところ、お母様のふじえさんからお返事を頂きました。そこには、「忍さん（注：筆者のこと）が大きくなった時には二度と水俣病のような病気をださないでほしい」と書かれていました。それ以後「何になったら水俣病を治せるのか・作らない社会になるのか」を考えて高校生の時に「看護」に進路を決めました。

　次に保健師になろうと思った経験です。一つは、病院実習の際、大学病院の皮膚科を退院していく小学生の女の子に、看護師さんは「おめでとう。よかったね」と声をかけていたのですが、実習生の私は火傷の移植跡が顔や頭に生々しく残っているその子の退院を祝う言葉は出ませんでした。心の中で「この子がいじめられないように地域に看護職が必要」と言葉が渦巻き、学校保健ではとても足りないと漠然と思い、公衆衛生看護を教えてくれた保健師で非常勤講師の先生のお顔を思い出し、保健師の学校に進むことを決めました。

　それとこれも同3年時、（故）原田正純先生の水俣

病のご講演があり「公害は差別があるところに生まれ
る」「地域にはその地域の病気がある」という言葉を
聞きました。それが水俣病なのかと思ったのですが、
そのつながりを見つけることができず、その答えをみ
つけたくて保健師の学校に進学しようと決めました。
看護に進んだことを後悔した時期もありましたが、短
大の2.3年生で看護の中の公衆衛生看護と結びつき
がみえてからは地域で活動する保健師になることを目
指しました。保健師の仕事を学生にしっかりと伝えて
いくことがとても大事と思っています。

（山口　忍）

新任期の保健師活動

　新任地は、宇部保健所でした。当時は、保健師だけ
の係があり、12人の保健師が一つの島を作っていて、
新任の私は末席に座っていました。赴任当初は、先輩
の後について歩きながら、毎日必死で仕事をこなして
いましたが、夜家に帰ると自分が情けなくて、早く先
輩たちのように、テキパキと動けるようになりたいと
思っていました。徐々に仕事にも慣れてくると、学校
で習ったことを、自分の担当地域でやってみたいと考
えるようになりました。ある日の係会議の時、保健師
長が「宇部の僻地を担当する人はおらんかね。」と言
われました。その地域は、市街地から50キロ位離れ
た山奥なので、車が運転できないとバスで訪問しなけ
ればならず、バスだと時間がかかり過ぎて効率の悪い
所でした。私は、この地域なら自分がやりたい学校で
学んだ「公衆衛生看護の展開方式」がやれる、と思い
「私に担当させてください。」と手を挙げました。担当
地域で私が最初にやった事は、自分の車を持つことで
した。当時の給料が1万3千円でしたが、13万円の

中古車を分割払いで手に入れました。それから毎日、マイカーで担当地域へ出向き、山奥の家庭訪問をしました。夕方保健所に帰って、保健師長にその日の報告をすると、「そうだったの。」とか「それでどうしたの？」とか熱心に聞いてくれるのが嬉しくて、明日もがんばろうと思ったものです。家庭訪問をしているうちに、地域の状況も少しずつ分かり始めたので、学校で習った事をやってみようと思い始めました。先ず全数調査による地区診断をして、保健問題を見つける事にし、調査票を作成しました。配布と回収は、婦人会組織に協力してもらいました。調査の結果、高血圧者が多いことが明らかになったので、対策として、高血圧予防教室や健康相談会の開催、定期的な家庭訪問による血圧測定等を実施しました。

　この地域では、未熟な若い保健師でも大切にしていただけたのか、地域の行事の時には地区長、学校長、郵便局長、農協の組合長、警察の駐在所長等と並んで、会場の上座に座らせてもらっていましたが、それだけ保健師への期待が大きかったのかな、と思います。毎日が楽しくて、土曜、日曜、祝日が来るのが嫌でした。地域に出て活動がしたかったからです。

　この頃、尊敬する上司から「その仕事に惚れ込め、担当が惚れ込んでやる気にならんにゃ出来る事もできん。」と言われた言葉が、今でも心に残っています。本当に惚れ込んでそれに没頭できる仕事を持てるのは、やりがいも感じられ、幸せなことです。

　新任地で、基本を学び直し、迷いながらも多くの先輩や住民の人達に助けられて実践してきた事が、私の38年間にわたる保健師活動の原点になりました。

（落合教子）

保健師就職を目指す皆さんへメッセージ

　私はまだまだ教育者として駆け出しの身分ではありますが、これまで保健師教育や就職支援に関わってきた経験をもとに、これから本格的に保健師就職試験に臨まれる皆様にメッセージをお届けしたいと思います。

　保健師就職を支援する中で、学生から受ける相談において印象的なフレーズの一つに「県の保健師さんはパソコンの前での仕事が多く、住民と関われるのは市町村の保健師さんだと聞いて、どっちを受けようか迷っています」というのがあります。もちろん都道府県の保健所でも、感染症や難病など様々に住民と接する機会はあるわけなのですが、私がこの相談から感じるのは、学生が自分の言葉で何とか行政保健師の仕事を整理し、目指す保健師像との接点を見出そうとしている努力です。そして、このことは自分の適性や希望を踏まえながら進む道を考えていくのにとても大切な第一歩だと思っています。

　そのため、もし同じように迷っている人がいたら、まずは、自分が保健師になろうと思ったきっかけや保健師になってどんな活動をしたいと思っているのか等を是非言語化してみることをお勧めします。最初は、まとまった言葉や綺麗な言葉でなくても構いません。私は、学生に、いきなり書くのが難しければまずは自分が保健師になりたい理由をとにかく口でどんどん言って、それを録音して聞いて整理すればよいと伝えています。例えば、いつどこで何がどのようになって、なぜ保健師になろうと思ったのか、そして、保健師学生としての学習を重ねた今、どのような分野でどんな信念をもって住民のために役立ちたいと思っているの

かなどを一つ一つ丁寧に紐解いていくことで、論理的な説明が組み立つようになり、自分の言葉で人に伝えられるようになります。この作業は決して容易ではありませんし時間もかかりますが、自分が描く保健活動を明確にし、将来への道筋を切り開くためにとても重要なことです。こうした地道な思考の整理の先に明るい未来が待っていると思いますので、頑張ってくださいね。応援しています。

（金森弓枝）

「養護教諭になるの？　保健師の方がいいんじゃない？」

そう言ったのは、22年前、我が恩師、守田孝恵先生です。私は、看護学校を卒業後、病棟看護師を5年、その後、東京都立公衆衛生看護専門学校（当時守田先生が教員で在籍）に入学し、保健師と養護教諭免許を取得しました。就職試験は、保健師、養護教諭の両方を受験、両方合格、好きな方を選べるという嬉しい状況だったのです。「なぜ保健師の方がよいと思うのですか」と私は守田先生に聞きました。守田先生は、「中村さんには保健師の方が向いていると思う。養護教諭って一人でしょう。それにまだ仕事が確立されてないっていうか…。保健師だったら職場の仲間がいるし、職場には背中を見せてくれるロールモデルもいるから中村さん伸びると思う。」と答えてくれました。

そして、私は養護教諭を選んだのです。自分自身が学校の先生に憧れていたというのが一番の理由ですが、つまり、守田先生のすすめを聞かない反逆児だったわけですね。学校に就職してみたら、守田先生の言う通りでした。職場に一人ぼっちです。相談する相手もいません。自分のやり方でやってと言われても、当

時は、自分のやり方がなく困ったものです。

　20年以上の養護教諭歴が経過し、私は単に「保健室にいる先生」ではなくなりました。保健室に来室するけがや病気の子どもの面倒をみているだけではないのです。養護教諭の職務は、①救急処置、②健康診断、③疾病予防・管理、④安全管理、⑤環境衛生、⑥保健教育、⑦健康相談、⑧ケースマネジメント、⑨保健室経営、⑩保健組織活動、⑪自己研鑽の11職務[1]あります。例えば、子どもがけがで来室した場合、①の救急処置だけでなく、④安全管理のけがを誘発するような場所なかったか　⑦健康相談であるいじめなどでけがをさせられていないか　⑥保健教育のけが予防を実施する　②健康診断でけがをしやすい子どものスクリーニングなど、11の職務を横に縦に絡ませながら、個人、集団への働きかけを行っています。現時点であればコロナ感染症、昨今は、虐待、メンタルヘルス、若年妊娠なども問題になっており養護教諭の職務内容はますます拡大する傾向です。ほとんどが1人職であり（複数配置の学校もある）、職場内で同じ職種の相談相手はいません。しかし、近隣校の養護教諭に相談できますし、学校組織の中で先生の一員として働いており、管理職や校内分掌でも相談にのってくれます。

　養護教諭は、学校にあって、「保健師」ではなく「教諭」として機能していますが、個人・家族の支援を児童生徒集団への支援とつなげている保健専門職であるということは事実です。

　最後に　守田先生へ

　養護教諭もいいですよ。なぜなら、養護教諭は、保健師と同じ公衆衛生看護活動の重要な担い手だからです。保健師と養護教諭が最強のパートナーになるといいと願っています。

1）キャリアアップに活かす！養護教諭のスキルラダー、2019、ふくろう出版

（中村富美子）

産業保健師のお仕事紹介

　産業保健師の中には、企業の中で勤務している方、健康保険組合に所属して保健事業を展開している方、外部労働衛生機関として産業保健サービスを提供している方等、様々な形態で仕事をしている人がいます。私は、企業の中で正社員として勤務して20年目の産業保健師です。この項では、私が産業保健師としてどんな仕事をしているかを、一例として簡単にご紹介させていただきます。

　教科書や学会の定義では、産業保健師が実際にどんなことをしているのかイメージしづらいかもしれませんね。実際に普段の仕事としてどんなことをやっているのかを列挙してみますと、健康診断やがん検診等の各種検診の計画・実施と事後フォロー、健康づくりプログラムの企画・実施・評価、職場での健康教育、ストレスチェックの計画・実施と事後フォロー、組織の改善のための取り組み、メンタルヘルスの個別対応、体調不良者や両立支援の相談対応、過重労働対策の健診の調整、職場巡視や有害物ばく露防止等の衛生管理者業務、事業所の衛生計画の立案、健康に関するデータの管理、労働基準監督署への対応、等々、多岐に亘ります。1日の過ごし方としては、実は一番多いのはデスクワークで、資料作成、データ入力や分析、メール・電話対応、面談記録等を行っていますが、時期によっては、ほとんど席に着いている時間がなく、面談やミーティング・会議、現場等に出ていることも多いです。ご自身の体調不良やご相談、部下の相談等で、フラリと健康管理室にやってくる人の対応をすることも多いです。

私が関わった研究では、産業保健師は、会社と社員の間の中立的な立場で、会社のニーズを把握しそれに応え、個人と組織の両方にアプローチすること等を強みとしており、社員にとっての身近な存在で、継続的に関わり、社員からすると一次窓口ともなる存在である、としています。また、健康で働けるというだけでなく、より生産性を高めるという健康経営の視点が求められることも、産業保健の特徴だと考えています。

　ただ、普段、仕事をしている時には、正直あまり難しいことは考えていません。対象者と接する時には保健師として接するだけでなく、社員同士、ただの人間対人間の付き合いとして接することや、「健康を管理する」というよりは、本人が主体的に健康になっていくための支援をすることを意識しているくらいでしょうか。ワクワクすることも多く、やりがいのある仕事ですよ！

（楠本真理）

なぜ産業保健師を選んだか

　私が産業保健師という仕事を知るきっかけとなったのは、受験生の時に偶然、「産業医科大学」の存在を知ったことです。保健師という職種も、当時はよく知りませんでした。その時は、特にまだ産業保健師になるという意思を持っていたわけではありませんでしたが、働く人の健康管理をする仕事があるんだな、ということはなんとなく認識した上で、その大学に行くことを決めました。

　進学し、様々な領域の看護を学ぶ中、一時は臨床に行こうと思っていた時期もありましたが、4年生の6月に産業保健の現場実習で、働く人を相手にした産業保健師の仕事や、会社全体への影響力がある産業医の

仕事を目の当たりにしたことが転機となり、産業保健師になりたいと考えるようになりました。その後、求人のあった会社の産業医が大学に会いに来てくださって話をした際に、働く人の会社生活だけでなく普段の生活にも関心を持ち、寄り添い、サポートをしていく産業保健活動を実践されていることに感動し、さらに産業保健師になりたいという気持ちを強くしました。正直に言うと、大企業の正社員として採用されるということも、決定する際にはちょっと考慮はしたかな、とも思います。

　産業保健師の仕事は、働く人と長い目で継続的に関わっていく仕事です。また、対象者の人数にもよるとは思いますが、お互いに相手のことをよく知っている対等な関係を築いていくことができます。対象者であるだけでなく、かけがえのない友達も、会社生活の中で得ることもありました。そして、会社やそこで働く人たちと一緒に、自分自身も社会の中の一員としても、保健師としても、成長していくことができる仕事だと思っています。産業保健師の割合は、保健師全体の約5％程度ということもあり、学生時代に産業保健に触れる機会は多くはないのかもしれませんが、保健師を志す人の多くに、産業保健のことも知ってもらえたらな、と思います。

（楠本真理）

16歳の私へ 『進路選択、大成功！』

　私が保健師を目指したのは高校1年生の時でした。理系・文系を選ぶ時、将来の夢がなかった私は職業調べをしました。医療系に興味があったので、検索する時は『医療系 職業 おすすめ』のような単語を並べた気がします。すると、下のほうに『保健師』とあり、『病

気の予防活動に取り組む仕事』と説明されていました。私は『予防活動』に興味を持ちました。

　私は身体の不調を感じると、もしかしたら大きな病気ではないかと不安になります。しかし、これくらいで病院に行くべきかと受診をためらいます。その時、病院に行くまではないけれど、少し相談したいと思ったときに気軽に話せる医療者の知り合いがいたらいいのにと思っていました。医療者と話す機会はほとんどが病院でしかなく、病院は忙しそうであるため、話しかけるのは勇気がいるイメージを抱いていました。そこで私は、気軽に声をかけてもらえる医療者になり多くの人の不安を軽減したい、早めに相談に乗ることで大きな病気を未然に防ぐことができると思い、予防活動に取り組む保健師を目指しました。

　そうは言っても保健師はあまり知られておらず、自分が描く保健師像と実際の保健師の仕事は本当に合っているのか、迷うこともありました。しかし今、保健師になり、あながち間違っていないと思います。「この血圧どう？」と気軽に声をかけてもらったり、「あなたの指導を聞いて病院に行った」と報告してもらったりしたことは嬉しくて印象深く心に残っています。

　最後に、私の目指す保健師像についてお話します。私は、相談したいと思ったときに私の顔が浮かぶような保健師、そして相手の気持ちに寄り添いながら専門職として指導すべきことは指導できる保健師になりたいと思っています。相手を尊重しながら専門職の役割も果たすことは簡単なように見えて難しいことを日々実感していますが、私は憧れの先輩方から、一生懸命さは必ず相手に伝わることを教わりました。また、大切なのは対象者や家族が最終的に自己決定できるよう、その過程を支援することであることも教わりまし

た。1人でも多くの人の支えになれるよう、一生懸命に住民の方々と向き合っていきたいと思います。

（勝間りな）

保健師になりたかった理由（わけ）

　私が"保健師"という職業を初めて知ったのは高校3年の夏でした。進路の話をしていた時に同級生が「保健師という職業があって、病院ではなく市役所で働く看護師らしい。」と教えてくれました。その時は「そんな職業もあるのだなあ。」という印象でした。

　次に"保健師"という職業を聞いたのは、看護学校に入ってからです。授業で「地域の在宅療養者を訪問したり、地域住民への健康教育など行い予防活動を行う看護職として保健師がいる。」と。また当時の校長先生（医師）が「公衆衛生活動の軸となる予防の3段階―病気を予防する一次予防、病気を悪化させない二次予防、残存機能を活用する三次予防を実践するのが保健師である。」と教えてくださいました。当時は寝たきり老人や脳卒中後遺症患者が多く、治療だけではない予防活動の話は衝撃的で「保健師が病気を予防できる、寝たきりの生活を変えられるかもしれない。」と感銘を受けました。こうして予防活動に興味を持った私は保健師科に進学しました。

　保健師科では、保健師として私の手本となる恩師と出会い、目（見て）と耳（聞いて）と手（触れて）で人々を元気にできる技と相手の立場に立って物事を考える姿勢を学びました。卒業研究では、「独居高齢者の在宅療養支援の在り方を考える」をテーマに取り組みました。わずか3か月間ですが学生の訪問を楽しみにしてくださっていた一人暮らしの高齢者の方が最後は病院へ入院されました。病院では家では見たことの

ない安心された笑顔を見て、在宅療養支援の限界を感じ私は落ち込みました。その時恩師に「予防活動をするのが保健師だけど、病院も含めて地域で健康で安心して生活できる地域づくりをするのも保健師の役割よ。」と教えられました。この言葉で、より多くの人の健康を高める活動ができる保健師という職業に私は完全に魅了されました。

　そして市役所の保健師として就職し、思う存分地域で活動ができる環境と住民、先輩、同僚に恵まれて34年間保健師活動を続けることができました。

　私にとっての保健師とは、「住民が健康で安心して暮らせる地域づくりのために、創造性と行動力をもって全人的な予防活動を行う看護のプロフェッショナル」です。

（斎藤美矢子）

黒長靴とヘルメットから始まった産業保健師活動

　私の産業保健師の活動は、黒長靴とヘルメットから始まりました。

　1984年に山口県厚狭郡楠町（現在の宇部市）に電気企業が進出しました。当時人口7千人の町に企業が進出するということで、町中の道路の拡張工事が進み、歓迎の横断幕が掲げられる程の盛り上がりぶりでした。この年の秋、就職が内定した私は、採用予定のエンジニアと共に工場の内覧会に招待されました。山を切り開いて建設された工場は未舗装だったため、黒の長靴に履き替えヘルメットをかぶり、広大な敷地に翼の様に広がる巨大な工場に案内されました。誰も居ない工場内は、真っ白い壁の空間が広がり、工場を支える太く高い柱だけが遥か彼方まで並んで立っていました。私はそこに立ち、何十台も並ぶ机や椅子、鳴り響

く電話の音、沢山の人が活気よく話す姿を想像し、『私はここで保健師として働くんだ』と胸踊らせました。

　1985 年 4 月、工場の創業と同時に産業保健師としての仕事が始まりました。社会経験の全くない私を最初に指導してくださったのは、現場でたたき上げの製造部の課長さんでした。現場で起こっていることや安全管理の大切さを教えてくれました。また傷病者が出ても何も手出しできない私を厳しく指導してくださったのは産業医でした。真っ白なところからスタートした私はその後、山口・九州の 5 工場の健康管理を任される事になりましたが、この間、ブラックマンデー、バブル経済の崩壊、リーマン・ショック、東日本大震災、熊本地震と企業経営や健康管理の面でも厳しい時がありましたが、嬉しい時には共に歓喜し、苦しい時には共に悩み支え合い、長い長い年月を共に生きて、未完成の私を涵養してくれたのは一緒に働く仲間でした。

　産業看護とは、事業者が労働者と協力して、産業保健の目的を自主的に達成できるように、事業者・労働者双方に対して、看護の理念に基づいて組織的に行う個人・集団・組織への健康支援である[1]と定義されています。私はどこまでそれができたのかなと頭をポロポリ掻きながら、黒長靴とヘルメット姿の自分と昔の仲間を思い出しています。

（立川美香）

<引用>
1）日本産業衛生学会産業看護部会

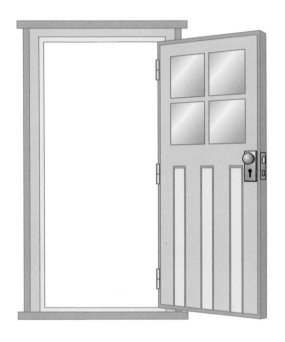

事例からみえた実態把握

3年目保健師

　私は市町村の行政保健師3年目です。職場の中で、保健師としてどのような仕事をしているのか書こうと思います。

　私の働く自治体では、地区担当制で保健師活動をしているため、担当地区の母子保健、成人保健をすべて担当します。その中でも主にしている活動内容について話します。

　母子保健では、乳幼児健診で児の発育発達や育児状況に対して今後もフォローが必要だと判断した人たちを把握し、必要な医療やサービスにつながっていけるように家庭訪問や電話をして継続的に関わっていきます。母子手帳を発行するところから、出産、育児とみていく中で、自分が今まで経験してきた家庭生活や学校での生活などとは全く違う経験をしてきた人とたくさん出会います。長い期間関わりを持つ中で、子どもや親子関係の成長を見ることができるのはうれしい瞬間です。

　成人保健では、特定健診の健診データを元に、フォローアップの基準を満たしている方の保健指導を行います。健診票を持って各ご家庭を訪問します。訪問にいくと、来所の面談ではわからない普段の生活がよりよく見えてきます。例えば、ご飯をどのくらい食べているのかと聞くと、使っている御飯茶碗まで見せてもらえることもあります。保健指導の最終目標は、行動変容を促して、生活習慣が改善されることですが、そこまでの指導をしていくのはかなり難しいことです。訪問前はいつも使う資料や伝え方、聞き方など作戦を立てて、試行錯誤しながら準備をしています。

　どの分野でも、人との関わりが欠かせないので、一

筋縄ではいかないことも多々あります。わっと圧倒されるような人に出会うこともあります。そのような壁にぶち当たるたびに、自分が磨かれていくように感じます。

　今は、保健師として、住民ひとりひとりの健康のことから、担当地域の生活環境のこと、所属自治体全体の医療費のこと、国が社会保障に対してどのようにお金を動かしているかと、いろんな視点で保健師活動を考えるようになりました。学生時代に思い描いていた保健師活動とは違ったり難しかったりすることも多いですが、ひとつひとつ学習していくことに楽しみを感じています。

（片山尚子）

保健師活動を通して学んだこと

　私のはじめての勤務は大学病院の看護師でした。大学病院で看護師を6年間経験し、その後、大学の法人化とともに、保健管理センターに、附属病院専任衛生管理者並びに保健師として異動となりました。附属病院の衛生管理者としては、すべてがはじめてのことでしたので、何をすれば良いのか分からず途方に暮れていた時期を思い出します。学校保健師として学校保健安全法を、衛生管理者として労働安全衛生法を、私の苦手とする法律や国の施策を学ぶことから始まりました。法律などに関することだけではなく、何より大きかったのは学生・職員さんの相談から得られる学びでした。人の人生には背景に様々な環境があって現在があり、当然ながら人それぞれ価値観も違います。自分の価値観を押しつけることなく、相談者の気持ちを引き出して、あるいは悲しみに寄り添うことの大切さを感じました。そして、私が16年間を通して特に感じ

たことは、自己理解の大切さです。自己理解ができて
いないと、自己管理はできないと思いました。自己理
解とは簡単に言えば自分を知ることです。自分の性格
傾向や考え方の偏りなどを、客観的に、自分自身を第
三者として見つめ直すメタ認知を若いうちから身につ
けておくことが、進路決定や人生にとても必要である
と感じました。また、関わらせていただいた事例から、
幼少期より発達障害などある場合は、その人の特性を
しっかり把握し支援していかなければ、大学に入って
からの進路にも大きく影響することが分かりました。
幼少期の本人を取り巻く環境がいかに大事であるかと
いうことを痛感しました。

　大学は社会人になる最後の砦となるため、しっかり
自己理解を深めてその後の進路を決めていけるようエ
ンパワーメントする関わりが学校保健師の役割である
と思います。その為には、自分自身も日々自己研鑽を
忘れず頑張っていこうと思います。保健師資格を取得
していたことで、私は保健師、看護師、衛生管理者と
多様な場での活動することができています。保健師資
格を取得して良かったと本当に思います。そして、こ
の度、保健師としての活動を振り返る機会を下さった
教員の方々に深く感謝申し上げます。

（中原敦子）

住民に育ててもらった保健師

　保健師として住民に育ててもらった、43 年間の時
が立ち、事業をともに企画し、仲間であった住民達は
今では家族となりました。

　卒業してすぐの私は、同じ世代の人たちの妊娠出産
子育てに出会えました。

　彼女たちとの縁は、子どもが巣立つと、町で会う時

の立話以外は、しばし途切れていましたが、親の介護が必要になった時、再び出会いました。

　生まれたときから、母に障害があり当たり前の光景として育った娘さんは、人それぞれの価値観を教えてくれました。

　また、介護保険料の普通徴収のおばあさんは、現金収入を得るために、掃除の仕事に出かけ、カッパ姿で冷たく暗い雨の中、腰を曲げ家路に向かう姿で、生きる姿勢を教えてくれました。

　100歳の誕生日に亡くなったおばあさんは、自宅にいるときは、「年寄りでも出来る仕事をする」と言って、野菜の苗をつくるポットに種を一粒ずつ植え、椅子に座って『これは年寄りの仕事』と、どんな状態でも役割がある事の大切さを教えてくれました。

　また、このおばあさんは、老人保健施設から、同居していた長男と娘の家で一泊し、施設に帰ると、食事を絶ち（実際は一度口にして、後ろを向いて口から出されていたそうです。）、最後の時を迎えられました。亡くなる前に子どもには、親を介護したという気持ちを残し、潔い終焉を自分で作られました。

　思うようにいかない子育て、母の介護をカミングアウトすることで、保健師も悩めるひとりとして住民が相談に乗ってくれて共に考えてくれました。

　また、職場を去って、4年目、初期とはいえ乳がんを患った時、住民は姉妹、親のようにともに悩み、がんの経験者や、がんの家族を持つ人は、病気の先輩として、物心両面で支えてくれました。

　姉妹、父母、祖父母としての住民は一人の新米保健師を育て、また、たくさんの人生を見せ体験させてくれました。これが長く務めた、市町村保健師の醍醐味であろうと思います。

（角森輝美）

保健師活動から見えるもの　〜恩送り〜

　数ある出逢いの中で、みなさんの記憶に残る方はだれですか？恩師と思える出逢いはいくつありますか？

　今、私の中にある保健師としての情熱や使命を突き動かす大きな出逢いと別れがいくつかあります。その一人が、まさに自分の命を使い、がんサバイバーとなった医師として、「患者本位の医療」や「自分らしく生きる意義」、「人生会議の本質」を伝えることを最期の使命として活躍された、故・嶋元徹医師です。長く健康増進課の保健師として健康づくりに携わる私は、保健師でありながら「死」を身近に意識することなく、「健康寿命の延伸」を声高らかに掲げて活動していました。そんな中、共に健康づくりを推進していた嶋元医師が若くしてがんを発病し、刻々と変化していく姿を目の当たりにすることで、初めて健康づくりの先には「死」があること、誰もが最後は死にゆく事実を受け止めることになりました。それと同時に、「死」は、決して悲観や悲嘆にくれるだけのものでも、失うだけのものでもなく、多くの輝きや人それぞれの彩を持ち、後世に生きる私たちに大事な学びをもたらすものでもあるということを教えてくれました。

　こうした思いに立ち、改めて、一人ひとりのかけがえのない人生に立ち会い、寄り添うことのできる保健師活動の奥深さに思いをめぐらせ、大きな責任を感じるさなかにも、かつてお世話になった上司との突然の別れがありました。「恩返しができなかった」と涙する私に、「恩は返せないもの。その想いを今いる方に贈る"恩送り"をしてね」とご家族が優しく声をかけてくれました。保健師活動を続ける中で、たくさんの後悔や葛藤もあります。時に憤りや痛い挫折感を味わ

うこともあります。しかし、そこから学ぶことや専門職としての力に変えるものも多くあります。「生きる」ことを通じて、たくさんの教えを残してくださった方々に感謝し、どんな恩送りができるのか自問自答しながら活動したいと思います。

（行田美穂）

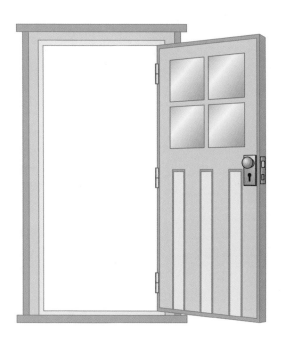

地域診断：保健師が捉えた地域の実態

未知数の保健師活動

　保健師の専門性を問われたとき、みなさんならどう答えますか？

　ある医師との会話の中で、思いがけず温かいエールを受け取ることがありました。「僕（医師）は、患者さんを治療して、病気でマイナスになったものをゼロに戻すのが関の山。だけど、君たち保健師の予防活動は、元気や安心、豊かさといったたくさんのプラスを生み出す、すごい力を持っているよね。」と。時に、保健師不要説という荒波が押し寄せたり、己の未熟さや無力さに苛まれたり、行き詰まることもありますが、私はそんな時こそ立ち止まり、自分自身に問いかけます。「保健師として出会う方々の健康が、少しでもプラスに傾き、笑顔で暮らすためには何が必要なのか。」そして、「今ある取り組みの先に、どんなプラスの作用やあるべき姿を描き、その主役は住民であるか。」を繰り返し問いながら、自分なりの保健師活動のPDCA サイクルを回転させています。とは言え、今なお模索中。保健師歴 20 年を超えても確固たる専門性を具現化するには至りません。しかし、この "無知の知" こそが、保健師としてエンドレスに進化し続ける源でもあると感じています。さらに極論を言うと、「失敗は成功の基」ではありませんが、良いことも悪いことも日々の活動から学ぶことは多く、保健師として「無駄な経験は何一つない！」と実感しています。だからこそ、無意識に行う日常業務を改めて意識することを大切にし、保健師ならではの予防の視点はもちろん、相手の立場に立った住民目線での率直な意見を出し合うことや時に、発想を転換し無謀とも思えるアイデアに挑戦することで、新たな目で保健師活動を見

直し、専門性を見出すヒントを得ています。私はこん
な風にして、ドキドキ・ワクワク、周囲はヒヤヒヤの
活動を展開しています。私は貪欲なエンドレス保健師
として、まだまだ邁進する予定です！

（行田美穂）

保健師活動の多様な場　地域包括支援センター

　地域包括支援センターは、地域の高齢者の相談窓口
です。高齢者だけではなく、ご家族や、地域で活動し
ておられる自治会や児童民生委員の方も相談にいらっ
しゃいます。電話でのご相談も多く、必要であれば直
接ご自宅に伺い、体調や病気のこと、最近できないこ
とが多くなってどうしたらよいかなどのお困り事を聞
き、介護を必要とする状態にならないよう、必要な制
度やサービスを利用するための説明や手続きを行っ
て、さらに介護が必要な場合には、介護保険を利用す
るためのアドバイスや調整を行います。時には、高齢
者や地域の人が制度やサービスを利用しても解決でき
ないような、生活をする上で困っていることもありま
す。そのような場合には、住民の方々や、介護に関わっ
ている専門職が皆で話合いができるような場を設け、
一緒に解決策を考えます。

　地域包括支援センターには、保健師・看護師を含め、
社会福祉士、主任ケアマネージャーという福祉・介護
の専門職がおり、協力して働いています。その中で保
健師・看護師は、地域の高齢者の健康を守り支えるた
めにどうしたらよいのか、保健と医療の視点を持って
仕事をしています。例えば、身体的な困り事を抱えて
いる方がいれば、病院にかかっているのか、薬はきち
んと飲めているのか等についてしっかりと聞き、その
人に必要な、もしくは不足している医療ケアについて

考えます。さらに今後の身体的な変化を予測して、悪化させないようにするにはどうしたらよいかを、対象者の方とその家族、関係者と共有し支援をします。また、現在元気に生活している高齢者には、体力や身体機能を落とさないよう、要介護の状態を予防する教室や講話を参加者が歩いていける距離の公共施設で実施したり、住民の方々に認知症について知っていただくため、地域の商店や、銀行、警察や小学校といった様々な組織や機関に出向いて講座を行うといった、普及啓発活動も行っています。

　そしてそのような活動から、年齢を重ねても暮らし続けられるような地域をめざしています。

（永井潤子）

新任期の保健師活動

　私は約2年半の保健師活動の中で、感染症係において結核や特定感染症の予防等の業務に携わったり、精神保健係にて通報対応等の急性期の業務や退院後地域で生活する対象者へ家庭訪問を行ったりと幅広い対象者に関わることができました。保健所保健師だけでは解決できない課題も、病院や地域の支援機関の連携を通して、対象者が地域で自分らしい生活を継続できた事例もありました。

　そして令和2年4月中旬からは新型コロナウイルス感染症対応といった健康危機管理に携わることもできました。新型コロナウイルス感染症対応においては、電話対応をはじめ、検査が必要な方がきちんと検査を受けられるように医療機関を調整したり、患者の精神面にも配慮しながら疫学調査を行ったりと、限られた人員の中で様々な業務を行いました。保健所だけでは全てを解決することはできないため、地域の医師会や

病院、市町村等他の関係機関との連絡・調整業務を行う必要がありました。関係機関に協力を依頼するにあたり、保健師は相手との信頼関係を大切にしながら、「どのような方法をとれば相手の負担を最小限にした上で、この危機を乗り越えていける体制ができるだろうか」と一緒になって考えていました。そして信頼関係を構築しながら議論を重ねるうちに、支援者からの協力が得られるようになり、徐々に地域の体制が整っていきました。

　保健師活動は「個から地域へ」と言われますが、「地域を動かす」とは、このように課題解決のために周囲を巻き込み、それぞれの職種の役割を最大限発揮できるように考えながらPDCAサイクルを回していくことなのだと実感しました。

　これからのめまぐるしい時代の変化に伴い、保健師活動も変わっていくことが予想されます。しかし基本となるのは、個の対象者の健康を守るためにはどうしたらいいのか、対象者はどうなりたいと思っているのかという視点だと思います。新任期の保健師活動で先輩保健師から学んだことを生かし、対応に迷ったときは一度原点に返り、住民のため、地域のために保健師として何ができるのかを考えていきたいです。

（梶山明日花）

保健師の原点は人とのつながり

　「人に出会い、支えられ、助けられてここまできたな。」26年間の保健師人生を振り返り、私が今、思うことです。これまでの保健師活動は人との出会いなしでは語れません。

　私の自治体では、それまでの業務分担地区分担制から、数年前より完全地区担当制となりました。地区を

自分1人に任されるとの責任を感じながら、地域の行事や団体の会合、サロン、銀行や郵便局などの民間企業、教育機関や医療機関などあらゆる場に出向き、地域を巡回しました。地域を巡回する中で、住民の保健師活動への理解が低いことを痛感する場面もありました。

　地域診断をするとき、統計などの数値を活用することは勿論ですが、私の経験から、一番の情報源は地域住民だと感じています。たわいのない世間話の中に、保健師として見逃せない情報がたくさんあるのです。地域に出向けば出向くほど、私の存在を認識してもらえるようになり、関係が築けると、本当に多くの情報が入るようになりました。

　地区の健康課題が見えてきたら、それを住民と共有し、どんな取組が必要かを一緒に話し合いました。保健師一人が考えるより、住民ならではのアイデアや情報が満載です。

　このような取組により、地域のあらゆる行事やイベントに、健康づくりの要素がプラスされることがあたりまえの風潮が生まれます。そうすると徐々に、住民の方から健康づくりのアイデアが生まれるようになり、地域にある人材、場所、モノなどの資源を生かした住民主体の健康づくりが可能になってきます。

　「健康は地域全体でつくる」という意識が浸透してくるのです。

　このような日々の地道な活動により、人とつながることで保健師としての私がいます。部署の異動により地区担当が変わる際に、住民の方と離れがたくて号泣したこともありました。

　新しい出会いには勇気も必要ですが、一歩踏み出し、地域を健康にしたいという信念を言葉と行動で伝え続

ければ、必ず道は開けます。保健師は、こんな素敵な
仕事です。

（伊藤志奈子）

保健と福祉

　看護師として10年余り働き、その後市役所に就職
して乳幼児の健診や生活習慣病予防のための特定健診
などに10年余り従事して、障害福祉の部門に異動し、
5年従事して今は市役所職員の健康管理を担当してい
ます。ここでは私にとって印象深かった障害福祉に関
して書きました。

　私の勤務先は保健福祉センターという名称で、保健
と福祉が列記されています。一般的には、保健と福祉
は近い印象があるのではないでしょうか。私も異動前
には、保健から遠くない印象を持っていました。しか
し異動してみると、その印象は違っていることに気づ
きました。

　その一つは、「教育」です。周知・啓発と言った方
が近いかもしれません。保健師の活動の手法として、
「健康教育」があります。病気について多くの人に知っ
てもらい、予防に役立ててもらうものです。高齢者福
祉の分野では介護予防として、保健師が活動するよう
になりましたが、障害福祉ではあまり見かけません。

　もう一つは、医学モデルと社会モデルの違いです。
医学モデルは原因がありそれを改善する問題志向型
で、社会モデルはいろいろな要因から問題は起こる、
障害は足や目が不自由な事ではなく、生きにくい社会
にあるという考え方です。

　障害福祉に携わることで、保健と福祉のそれぞれの
良いところを知ることが出来ました。どちらかという
と、医学モデルに偏っていたこれまでの保健活動が障

害福祉を経験することで、より人に寄り添う意識が広がったように思います。

　また、障害福祉に保健師として培った啓発の考え方を活用することが出来たことは、保健師の活動範囲はとても広く、いろいろな場面で応用できるものだと感じています。

　保健と福祉の共通点は「平等」の考え方です。一般に平等とは同じく分け合うという事ですが、保健や福祉では格差に応じて分け合うことを平等と考えます。必要な人に多くの支援を提供するという考え方です。

　文字にすると短いですが、その全容はとても難しく、これからの社会ではこのバランス感覚が大事になってくると思います。

（林敦子）

忘れられない経験

　今回、このような機会をいただき、私は保健師としての歩みを振り返りながら、忘れられない経験をテーマに書かせていただきたいと思います。私が行政保健師として仕事を続けられた原動力として、住民の人との関わりが大きいです。印象深い二つの経験を紹介させていただきます。

　一つ目は、保健師1年目の経験です。保健指導の経験も知識も浅い私にとって住民の人への保健指導は難しいものでした。しかし、糖尿病の重症化対策の対象になった人の奥さんへ説明させていただいたときに、とても真剣に話を聞いてくださいました。そして、数週間後、病院受診の確認でご連絡した際に内服治療が開始されたとの事で、奥さんから「主人の状況を誰も教えてくれなかった。大きな病気になる前で良かった。あなたと手を取り合って喜びを分かち合いたいです。」

という言葉をいただきました。

　二つ目は、旦那さん家族と同居していて、初めての子育てをしているお母さんとの経験です。赤ちゃん訪問の時からお母さんの育児不安が強く、また、お姑さんとの同居でストレスも強く気になるご家庭でした。定期的に電話連絡をしていましたが、お子さんが保育園に入園後、お母さんも落ち着いてきたようでした。しかし、お子さんの3歳児健康診査の時に、お母さんのメンタルとお子さんの発達が少し気になり、発達相談へ繋がりました。何度か発達相談をすることでお母さんの悩みやお子さんへの関わりから、気になっていた発達の部分も改善され、発達相談は一旦中止することになりました。最後にごあいさつした時にお母さんが流涙されながら「あの時、声をかけてもらえてよかったです。あのときが一番きつかったです。ありがとうございました。」と声をかけてくださいました。

　私は日々、保健師活動は正解がないのではないか、その中で対象の方にとってよりよい方法は何なのか考え、悩みながら仕事をしています。カンファレンスをしながら対象の人へ支援をしますが、タイミングや伝え方が悪いのか住民の人から拒否されることもあります。良いことばかりではありませんが、住民の人の笑顔や温かい言葉のおかげで保健師を続けることができています。

（池田桃子）

保健師のやりがい：「顔つなぎ」と「掌握感」

　保健師がよく使う言葉で「顔つなぎ」という言葉があります。全国の保健師が使っているかは不明ですが、これは住民やキーパーソンといわれる今後活動で重要になる人と顔を合わせて、挨拶なり話をして関係を作

るという意味です。私自身は「顔つなぎ」を保健師の重要な技術だと考えています。

「顔つなぎ」の効果は絶大です。この人は重要と思ったら、その人と「顔つなぎ」し、一緒に事業をしたり、アドバイスをもらったりしているうちに、その人といい関係ができ、あなたはこの地区担当の保健師だと認められます。その人は、地域のキーパーソンなので、地域の様々なところから情報が入ります。それを保健師に伝えてくれるので、保健師は居ながらにして貴重な地域の情報を得ることができます。それは地域の役員さんだったり育児サークルの代表だったり、認知症カフェのボランティアだったりするでしょう。もちろん聞いた情報にはきちんと対応し信頼関係のメンテナンスは必要です。それを繰り返すうちに保健師の頭の中には担当地区の人材バンクができ、このことはあの人に聞いてみよう、とか、この事業はあの人とあの人とをつなげると面白そうだというネットワークが自然にできていきます。そうやって活動を続けていくと自身の担当地区で起こっていることは大体掌握できている、という「掌握感」がやってきます。この「掌握感」は担当地区の保健師としての自信につながりますし、やりがいでもあります。

「掌握感」はもしかしたら大いなる錯覚かもしれませんし、担当地区の隅々まで知っておくことは不可能ですから多分そうなのでしょう。でもこの感覚は地区での活動を積極的にさせてくれますし、地域に出ることを楽しくさせてくれます。保健師のやりがいにもつながる「顔つなぎ」を担当地区で地道に行い、その結果として、人材バンクが充実した時にやってくる「掌握感」をぜひ味わってみてください。それはこの保健師という専門職を頑張って続けようという意欲にもつ

ながると考えています。

（越田美穂子）

保健師の先輩方からの言葉

　約6年半の保健師活動の中で、保健師の先輩などから頂いた印象に残っている言葉を振り返ります。

・「対象者の思いを諦めずに聴くことがまず大切」
　これは支援する上で当たり前のことです。しかし、意思疎通が難しくなった神経難病患者や認知症の方に対して、忙しかったり自信がなかったりして、対話を諦めていることはないでしょうか。支援者が諦めることで、対象者の意欲も消えてしまいます。希望や目標などの思いを聴き、寄り添いながら支援することは、保健師活動の基本で、常に立ち返るべき原点だと感じています。

・「対話を繰り返す中で、腑に落としていく」
　ひきこもり家族教室での精神科医の言葉です。多様な生き方があること、一人ひとりの価値観を認めることが大切だと、頭では分かっていても、心の中で葛藤するのは当然だと思います。自分や家族の生き方を肯定できるようになるまで、時間はかかりますが、腑に落ちることを目指して、繰り返し伝えていくことが支援者の役割だと改めて感じました。

・「訪問や相談後は、すぐに率直に感じた思いや問題点を周囲に報告すること」
　新人の頃にいただいたアドバイスです。訪問直後や事業を検討する際の保健師同士のディスカッションは、時には雑談のように聞こえるかもしれませんが、

重要なプロセスだと感じています。助言を受けるだけではなく、話をすることで自分の考えが整理され、新たに気づくことも多いです。

　また、心が苦しくなるような辛い訪問後でも、すぐに自分自身の思いを吐き出すことで、気持ちの切り替えにつながりました。

・「あの時、災害支援にきてくれてありがとう。今度困った時は支援に行くからね」

　以前、県外研修に参加した際、被災した県の保健師達がお礼を言い合う姿がとても印象的でした。

　自治体を超えて保健師が助け合う姿とプロ意識に感動し、コロナ禍の現在でもそうですが、各地で活躍する保健師の存在を心強く感じました。

　また、対象者からいただいた言葉に、気づかされることや励まされることも多くありました。

　保健師活動の中でのたくさんの出会いと、人とのつながりに感謝しています。

（村上祐里香）

保健師活動の原点となったひとつのケーキ

　公衆衛生看護の実習で様々な人々に出会いました。6畳1間に暮らすねたきりの高齢者は変色した本に囲まれて暮らす小説家でした。布団と炬燵だけでいっぱいの部屋に訪問すると、妻はいつも座っている場所を私に提供し、夫の布団の隅に移動していました。これまでの華々しい作家活動など、二人の幸せな過去を穏やかに語ってました。夫婦は人と話をするのがしばらく振りだと言い、血圧測定も楽しみにしていました。弾力のない彼の腕の感触は今でも忘れられません。

そして、錆びた銀のスプーンとともに、ひとつのケーキが準備されていました。そのケーキを二人の前で口にすることになるのですが、罪悪感と切なさで逃げ出したくなった記憶があります。しかし、人の生き様や人と人との交わりの尊さが心の中で輝いてました。妻は大きな字で次の訪問日時をカレンダーに書き込みました。嬉しそうでした。そして、次の訪問時もケーキがひとつ用意されていました。このエピソードを聞いた学生が命名してくれた「ひとつのケーキ」は私の宝物になりました。

　このような人の生き様との接点に惹きつけられ、私は保健師になりました。職場では、先輩保健師３名(御三家と呼ばれていた)を中心に、「保健師はねえ…」「保健師らしいじゃない」「地域は文化なのよ…」など、保健師を表現する会話がBGMとしてありました。先輩の発問がいつ飛んでくるかと、新任期の私は、いつもドキドキの緊張感を持って日々過ごしました。ある日、私の保健指導に対して指摘が入り、「本人が動くのよ」と助言を受けました。私は「本人が動く」の意味がよく理解できず、教科書、講義ノートや資料を手あたり次第調べましたが、見つけられませんでした。今は、看護倫理、自己決定、パートナーシップというワードで意味づけされている用語だと思います。看護学の進歩を実感します。

　これまで、「保健師の専門性」という講演題目をたくさんいただきました。保健師は、「人々の人生に向き合い、健康に向かうその人の力を見極め、その力を引き出す専門職である。その専門性は、日常業務の中で培われていく」と話しています。人にとって、最も大切な健康に向き合える保健師活動は、この上なく魅力的。

（守田孝恵）

行政保健師の経験を通して若い皆様にお伝えしたいこと

　保健師養成所卒業後38年間、福岡県職員として公衆衛生看護活動に携わった後、2018年より日本看護協会の常任理事として着任しています。初任地の久留米保健所（現中核市保健所）では、着任早々2つの小学校区を受け持ち、若い母親が多く出生率の高い新興住宅地と、古くからにぎわう中心市街地を自転車で駆け回り、母子、成人、結核、難病、精神保健まで地域保健の全てを担いました。先輩や上司に指導を仰ぎながら全力を傾ける日々でしたが、辛いと思ったことはなく、むしろ毎日を楽しく過ごしていました。行政保健師として勤務を続ける上において、私の原動力となったのは、尊敬する先輩保健師（実習中の指導保健師）から「目先のことにとらわれず本質を見極めること、相対する人間をしっかりと見ることが大切」と学んだことでした。

　これから皆さんは、個別支援だけでなく、地域づくり等人生100年時代に求められる健康政策を展開されていくことになります。新たな挑戦には根気も必要で、苦労も多く大変かもしれませんが、地域のあるべき姿を描きつつ挑戦し続けることで、地域への愛着と共に、住民から得る感動も感じる時がきっとあります。そして想像を超えた効果に気づくことでしょう。そのためには、臆せず一歩を踏み出す勇気と決断が必要です。今、地域で起こる健康問題は多様であり、常に変化しています。その変化を見過ごさないよう、創造的に解決に導く力が必要になります。先輩保健師から常々言われた言葉を紹介します。「科学的裏付けに基づいた専門家として、住民の健康問題に関わっていくために、

専門職は給料の1割を自分磨きに使いなさい。そして、感性を磨き、ものの見方を広げ・深め、プロとして勉強し続けなさい。」私たちは人のために働く仕事ですが、それだけでなく、自分自身の健康にもしっかり目を向け、自分の心へのまなざし、目配りをもってほしいと思います。そして相対する人間の声にならないような小さな声をキャッチできるようなまなざしを備えていただきたいと思います。保健師としての使命感と誇りをもって、公衆衛生看護活動に邁進してほしいと願っています。

（鎌田久美子）

私の転機となった精神保健活動

　私は生まれ故郷の島に保健師として就職し、今年で17年目を迎えました。この執筆を機にこれまでの保健師活動を振り返り、私の転機となった精神保健活動のことを伝えたいと思いました。

　本町の精神保健は、国民健康保険医療費における、精神疾患による入院医療費の占める割合が大きい傾向がありました。また日頃の業務の中で、緊急対応を要する困難な相談を受けることが多く、精神保健活動について検討する必要性を感じていました。精神障がいを持つ方が、住み慣れた地域でその人らしく生活するためにはどのような支援が必要か、まずは現状を把握するために、自立支援医療受給者証を持つ統合失調症の方の家を、先輩保健師と一緒に一軒一軒訪問しました。もちろん受け入れがいいケースばかりではなく、家族とだけお話して、当事者の方の足音だけ聞いて帰ることもしばしば。ヘビースモーカーな方も多く、1時間以上タバコの煙と苦いコーヒーに付き合いながら、当事者の方の話をきいた記憶もあります。活動し

ていく中で、保健所の保健師さんや地元の精神科医師や看護師さんともつながり、ケース対応で困った時にはすぐに相談ができたのも大きな力でした。

　この地道な訪問で得た情報を元に、予防的視点で精神保健活動を行い、約4年の月日を経て精神障がいを持つ方の在宅療養支援を効果的に進めるための"療養支援マニュアル"が完成しました。今では後輩の男性保健師にしっかりと受け継がれ、こつこつと訪問してくれています。あれから10年以上経ちますが、以前のような緊急対応を要する訪問がほとんどなくなっているように感じるのは、保健師活動の効果なのかもしれません。そして何より、異動で精神保健を担当する保健師が変わっても、この"療養支援マニュアル"があるおかげで活動の目標がぶれないのは、大きな強みです。

　現在私は、子育て世代包括支援センターと母子保健を兼務していますが、妊娠届の初回面接で、精神疾患を持つ妊婦さんであることがわかると、妊娠期からより丁寧に関わること、そして必ず家族や医療機関等の関係者と連携して支援することを大切にしています。この精神保健活動で得たスキルは、母子保健の仕事をする上で、私にとってかけがえのない財産であると感じています。

（中本奈美）

様々な価値観に寄り添う保健師活動

　本町初の男性保健師として入庁し、精神保健業務を担当して、今年で5年目を迎えました。最初は不安や心配が絶えませんでしたが、今では楽しく活動しています。

　精神障がい者の方が、住み慣れた地域でその人らし

く、安心して生活できるように、家庭訪問や電話対応
など相談に応じたり、地域の中で生き生きと過ごせる
ように参加者と一緒に楽しみながらデイケアなどを実
施しています。

　元々、保健師になろうと思っていたわけではなく、
看護師として子どもに関わりたいと思っていました。
そして、小児科病棟や乳児院で働く中で、虐待を受け
た子ども達や精神障がいや知的障がいを持つため、子
どもを施設に預けざるを得ない保護者と出会い、病院
や施設の中だけでなく、他に何かできる支援はないだ
ろうかと考えるようになり、地域の中で活動する行政
保健師に魅力を感じるようになりました。

　大学受験に失敗して浪人したり、社会人になって保
健師国試を受験したり、遠回りして保健師になりまし
たが、この５年間の保健師活動を振り返ると、想像も
できないような生活環境や様々な価値観を持った多く
の方々と出会い、悩んだり、失敗することもありまし
たが、その数々の経験も保健師活動に活かされ、保健
師としても人としても自分自身の世界が広がり成長で
きたと思います。

　30年以上のひきこもりの方や自宅と病院の行き来
のみで地域社会との繋がりが乏しい方々と関わる中
で、デイケアに繋げ、人との交流を楽しんだり、自信
をつけていく姿を目の当たりにしたり、街中で声を掛
け合う等、地域で生き生きと暮らす姿を見かけ、嬉し
くなることも増えました。

　すぐに変化や成果が出ないことも多く、支援に戸
惑ったり、難しさを感じることも多いですが、本人の
価値観に寄り添いながら一緒に伴走していきたいと思
います。

　町内で出会った際に、気軽に声をかけられたり、親

しみやすく身近に感じてもらえるよう地域に根ざした
保健師として、一歩一歩楽しみながら進んでいきたい
と思います。

（山田優一郎）

住民が育てる新人保健師

　私が保健師になったのは地元の人口当時5万人程の
市です。就職した頃は採用も少なく、私も3年間嘱託
保健師として、当時施行された「老人保健法」による、
寝たきり老人訪問事業を担当しつつ、地区担当や健診
などの仕事もしていました。その頃の私は、実習先で
もあった市役所での社会人としての仕事に張り切って
いた反面、嘱託のため、保健師としても公務員としても
も中途半端でいつ正職員になれるのか不安な気持ちも
大きかったと思います。

　今振り返ると、そんな不安な私を支え、育ててくれ
たのは、職場の上司や、先輩方はもちろんですが、役
所の嘱託事務や地域の役員をしていた、住民の方々の
力も大きいと考えています。

　特に身近だった嘱託事務（有能なおばちゃん）の方
たちは、役所の事務仕事のノウハウはもちろん、地域
の文化や価値観、そこに暮らす人々のことを私に学ば
せてくれました。たとえば、地域の健診に行く前は、
あの公民館に行ったら鍵を管理している家に挨拶がて
ら先ず行くように、会場のこの位置に受付机を置くと
受診者の流れがスムーズになる、この住民さんの対応
には気を付けて、片付けと掃除はここに配慮しないと
苦情が来る、等、テキストには絶対に載っていない、
でも現場での活動には必須の情報を授けてもらいまし
た。赤ちゃん健診のカンファレンス等でも、子育てや
保育所・学校での対応、人生の先輩としての女性の生

き方まで、仕事をしつつ生活する様々な知恵を教えて
もらったように思います。また地域役員の住民は、一
緒に事業を進めたり、相談してくれたりするなかで、
役に立たない新人保健師を一人前に育ててくれまし
た。逆に私が人生相談したことも、今となっては良き？
思い出です。

　今は以前と違いなかなか地域に出ることが厳しい状
況と聞いています。でも何かの事業や訪問で地域に出
ることで、住民と関わりそこから学ぶことは多いし、
その中で保健師は育ちます。臆せず、失敗して痛いこ
とがあってもそこからも学ぶ貪欲さをもって、ぜひ住
民と関わる機会を積極的に作ってください。そこから
得たつながりはいつか必ず保健師を助けてくれること
になるでしょう。

（越田美穂子）

名前で呼ばれる保健師になりたくて

　「名前で呼ばれる保健師になりたいです。」採用試験
の際、面接官に向かってそう発言してから 10 年が経
ちました。振り返ってみると出会ってきた人々の顔や
声が思い浮かびます。この "出会い" こそ保健師の魅
力だと思います。

　ある日「○○さん！」と住民が先輩保健師を訪ねて
来所しました。先輩は席を立って笑顔で対応し、雑談
をして終了しました。私は住民から信頼され、どこへ
行っても「保健師さん」ではなく、名前で呼ばれてい
る先輩がとても頼もしくあり、そして羨ましくもあり
ました。先輩のような保健師になりたいと思い真似を
してみましたが上手くいかず、住民を怒らせてしまっ
たこともありました。そんな時、また先輩を訪ねて住
民が来所しました。その日はいつもとは違って深く話

し込んでいました。話が終わると先輩は席に戻り、先程の住民の相談に対して電話をかけ始めました。他部署の職員や住民、業者等と次々に人と人、事と事とが繋がっていくのが分かりました。先輩は雑談の中からその方の背景や要望を掴み、必要な対応策を検討しながら話をしていたのです。加えて、これまでの出会いの中で得た人脈を駆使し、問題解決のために新たな繋がりを築く仕掛けづくりをしていました。その時「保健師の仕事は見えにくいけれど、見せないことがポイント。」と地域看護学の授業での先生の話を思い出しました。当時は話の真意を十分に理解できずにモヤモヤしていましたが、この場面に出会い、先生の話がスッと胸に落ちたのを覚えています。

　現場では限られた人員と時間、予算等の中で「業務の見える化」が求められています。「保健師は何をしているのか。」「保健師の人数を増やす理由はどこにあるのか。」そのように尋ねられる度、うまく言語化しづらいもどかしさを感じています。しかし、確実に保健師は問題解決へ向けたアプローチをしています。そのためにも日々の出会いを大切にする必要があると思っています。

　退職を迎えるまでには「入部さん！」と住民に名前で呼んでもらえるようになっているだろうかと思いながら、大好きな保健師の仕事をしています。

（入部さつき）

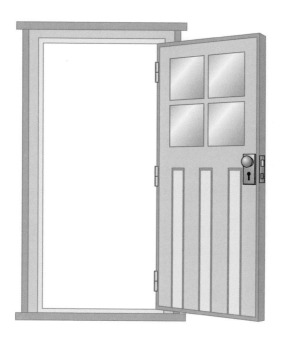

地域診断：事業実績と保健統計

保健師活動の多様な場

　臨床に残る自信がなく進路決定に1年猶予期間をもらったような気持ちで「公衆衛生看護学院」に進みました。あいまいな気持ちでの進学でしたが県保健師に採用されたときは「よし頑張ろう。」という気持ちになっていました。

　最初の配属先の上司は暖かくもあり厳しさもそれ以上の大先輩でした。その上司が何とか鍛えなくてはとの配慮からかどうかは分かりませんがその後も何度となくその方の部下になり保健師としての姿勢を学ばせてもらいました。また36年間の県の保健師在職中は短いときは1年で、長くて4年で13回の転勤をしました。所属は保健所だけでなく、精神衛生センター（現・精神保健福祉センター）県予防課（現・健康福祉部健康増進課）、婦人相談所と様々なところに行きました。その都度その大先輩は「よそ（保健所以外）に行って鍛えてもらいなさい。」と言ってくださっていました。これらの配属先で私が一番ショックを受け自分の無知に愕然としたのは最初の本庁勤務の時「この業務の根拠法は？予算は？」と聞かれたことです。保健所では前任者から業務を引き継ぎ当然のように行っていた業務が実はすべて法律を根拠にし予算があるから現場で活動しているという公務員として当然知っておくべきことを理解していなかったことです。その際、時にはあきれながらも丁寧に説明してくださった方々の顔が今でも浮かびます。事務職の方だけではなくいろいろな職種やポジションの方たちです。

　また、とてもありがたかったのは県議会や予算の資料作りでこの時間内では無理難題と分かっていても現場にいる保健師さんたちにSOSを出すと数や、現場

の状況ををまとめてくださったということです。「仲間ってありがたい。」とつながりに感謝したこともたびたびです。周囲からも、「保健師さんの仲間意識ってすごいね。」とうらやましがられもしました。

　現在は退職前の職場の縁で自分の住んでいる市で婦人相談員として席をもらっています。ここではこれまでの多様な職場での経験や人とのつながりが何よりの私の持ち味となっているのではないか、多様な職場を経験し多様な方々と接することができたからこそ今の自分があると思っています。

（日高はるみ）

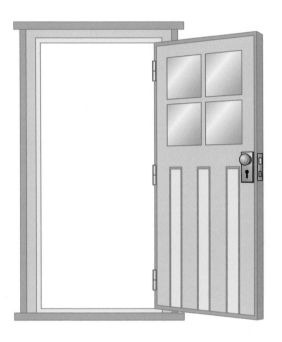

実践：家庭訪問

家庭訪問、あるある！

　昭和51年4月1日、山口県に保健師として採用され徳山保健所に赴任しました。国家試験の合格発表が4月下旬でしたので、それまで職員研修の受講や先輩保健師のシャドウをしながら、気が気ではありませんでした。合格通知を貰い、保健師の末席に加えていただけたという喜びは今も忘れられません。

　保健師免許を得てから3か月、ようやく1人で家庭訪問に行くことになりました。当時は国民健康保険加入の住民を除くすべての住民を保健所が担当していましたので、最初の家庭訪問は母子と決め、低出生体重児、第一子、初妊婦などを8件リストアップして出かけました。ところがすべて不在。意気消沈して報告すると、先輩方や係長から「大きな声で声かけたんかね」「勝手口に回ってみたかね」「隣に聞いてみたかね」と叱責され、撃沈状態でした。

　翌日、気を取り直して、精神科病院からの退院届に保健師の訪問が必要と記載のあったアルコール依存症の方に家庭訪問しました。学生時代に一度も訪問したことがない精神障害者でしたが、医師の指示もあり大きな不安はありませんでした。ところが訪ねると一升瓶を前に酒盛りの最中でした。「保健所が何かぁ⁉ まぁ、座れ」と2時間管を巻かれました。奥さんの計らいでほうほうの体で帰りました。今回も報告すると「何でアル中に行ったの⁉」と叱責されました。

　その後も、土木事務所のジープを借りて鹿野のへき地へ皆で家庭訪問に行った時、農家の戸を開けた途端、猟犬が飛び出してきたので、悲鳴を上げて縁側に靴のまま飛び上がったことがありました。上の道からそれを見ていた先輩と後輩にいまだに笑われています。

未熟児の家庭訪問では、赤ちゃんが寝ている傍に座るとグシュとスカートが濡れる感じがしました。布おむつを替えていないようでした。布団も畳も濡れていました。生活保護を申請できる状況でしたが、夫は申請しないで頑張ると言いました。ミルクの試供品とおむつと下着を少し持って行き、力になれてないと悲観していましたが、夫がお食い初めをしたからと保健所まで挨拶に来てくれました。嬉しかったです。

　老人保健法制定の頃、保健所ではパイロット的に介護教室などを開催していました。その案内を持って家庭訪問した時、介護をしている嫁から、俗にいう嫁いびりを散々受けたこと、夫をはじめ親戚は誰も味方になってくれずとても情けない思いをしてきたことなど2時間以上話を聞きました。帰り際、笑顔で「また遊びに来てね。」と言われ、戸惑いました。上司の言葉がよぎりました。「あなたは何を指導したの？」

　2年後、国立公衆衛生院で研修する機会を得て、この話を伝えました。そこでの反応は意外にも「このお嫁さんは救われたね。よかった！」でした。

　以来、主体が住民であることが腑に落ち、多種多様な住民との関わりに保健師活動の面白さを実感しつつ定年退職しました。その後、大学院に進学し、博士号（保健学）を賜りました。家庭訪問からはじめた保健師活動をこれからも地元で足腰の許す限り、続けたいと思っています。「一より習いて十を知り、十よりかえる元のその一。」Viva! 家庭訪問！

（伊藤悦子）

新任期の保健師活動

　保健師になって間もない頃のことです。3人の子育てをするAさんとの出会いがありました。Aさんは

子どもの養育が困難で、地域の中で見守りが必要なケース。私は先輩の後をついてAさんの家を訪問しました。Aさんが新米保健師の私を受け入れてくれるだろうかドキドキしながら、ドアをノック。先輩の声かけで何とか家にあがり、慣れない手つきで、身体計測をしたことを今でも覚えています。それから何度もAさんの家に足を運ぶようになりました。タバコの吸殻とコーヒの空き缶… 薄暗い部屋の中で、Aさんは子どもと "その日ぐらし" をしていました。部屋の中でふと見つけたジャニーズのポスターから、なんとか会話を繋ごうと必死だった私…あまりにもぎこちなく、専門職としては未熟でした。それでも、少しずつの会話から、Aさんの生活暦を垣間見ることができました。Aさんの家庭環境には課題が山積しており、様々な職種と一緒にサポートをしました。

　クリスマスがもうすぐというある日、子ども達は一時保護となりました。私は落胆するとともに、何もできなかった自分に苛立ちました。そんな私の気持ちを察してか、一緒にこの事例に関わってくださった保健所の熟練の保健師が、そっと声をかけてくれました。「保健師の仕事はこれから」。とてもシンプルな言葉でしたが、それは心に響き、保健師の仕事には終わりがない、過去が今をつくり、今が未来を作るのであれば、これから私にできることがきっとある…と背中を押してくれたように思います。また、あらためて保健師の仕事・役割とは何か、私はこれからどうあるべきか、何を経験し学ぶべきかを考えさせてくれるKeywordとなりました。

　毎年、冬になると、私はAさんを思い出します。寒空の下でも多くの親子が穏やかな笑顔で温もりのある生活を送って欲しいと願うのです。同時に、声をか

けてくれたあの優しい保健師の顔が浮かんできます。
そして、今でも私を励ましてくれます。

（山田小織）

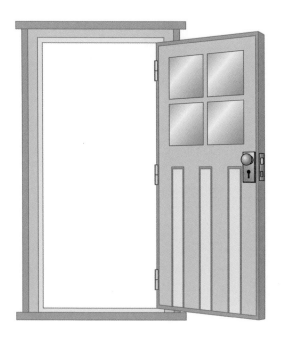

実践：地区組織活動

理想の先輩と島での思い出

　10年も前ですが、新人の頃の経験は今でも鮮明に思い出します。私の教育担当は、経験年数30年越えの大先輩でした。毎日お忙しかったと思うのですが、声をかけると必ず手をとめて、体を私のほうに向けて優しい笑顔で話を聞いてくださいました。住民だけでなく、周りに対しても寄り添う姿勢は、今も近づきたい理想の保健師像です。

　私が最初に担当した地区の1つに、当時人口1000人弱の島がありました。集落がある平地の漁港周辺を除いて、海岸は断崖絶壁で、漁港から急傾斜の坂を登りきると、ブロッコリー畑が広がっており、漁業、農業どちらも盛んな島でした。大学1年生の時、島に就職した先輩の話を聞いて保健師に関心を持つようになったので、担当することにワクワクしました。大先輩との保健師活動で一番印象に残っているのは、初めての島訪問です。最初に公民館、次に坂の途中にある診療所、ひたすら登り保育園、小学校、中学校へと挨拶にまわりました。「こんにちは！○○保健センターの保健師です。」と先輩が言うと、どこも受け入れてくださりお話ができ、こんなに気軽に入っていけるのかと衝撃を受けました。「島に来る時は必ず顔を見せると良いよ。」と教えていただき活動しました。こうした動きは、保育園や漁協婦人会での健康教育、小学校で食生活改善推進員との食育、入学前の保護者への講話につながっていったように思います。特定保健指導や育児相談で気になっていた健康課題にアプローチできる貴重な機会となり、先輩が教えてくださった日頃からの顔の見える関係の大切さについて実感しました。また、お昼に食事処でアジフライを食べていると

会話から漁や生活状況が入ってくる、民宿に泊まると朝夜の漁師さんの生活を感じられる、芋餅や夏みかんの砂糖漬けから食習慣がみえる、訪問で坂道を往復して身体への負担を実感するなど、地域を五感で捉えることを教えてくれたのもこの島でした。今後もずっと忘れないでいたいです。

(木嶋彩乃)

地域看護学実習で出逢った保健師活動

　これは卒後約20年たつ今も忘れられない経験です。大学4年次の地域看護学実習で、能力アップ教室（機能訓練事業）で、散歩をしながら、何度も教室に参加している女性に勇気を出して声をかけました。その方は、「この教室に参加して、初めはこんなこと（レクリエーション）できそうにないと尻込みしたが、いざやってみたら達成感があり、とても嬉しい。周りのメンバーがそれぞれ頑張っているので刺激になっている。この教室は楽しい。メンバーは大切な存在。」と言われました。メンバー皆さんのいきいきとした表情がこの教室の魅力を語っていました。住民の主体性を引き出し、地域に根付いた活動として続けられるために、保健師としてそれをどう支援するか、という視点が広がりました。

　ある日、ふれあいサロンで「ひざの痛みを和らげるために注意すること」のテーマで健康教育を実施させて頂きました。地区ボランティア、福祉委員、民生委員など約20名の方を前に行いました。緊張の中、想像よりも年齢の高い住民を前に、ふと、「自分よりはるかに人生の先輩へ健康教育（指導）をする？」という違和感に似た思いが沸きました。実施中は、住民の反応を見ながら行うのが精いっぱいでした。ただ、住

61

民が真剣に聞いてくださったのが救いでした。その後のふり返りで、指導保健師から、保健師が単なる指導者でないこと、住民の主体性をいかに引き出すか、対象者が何に価値を感じているのかを捉える必要性を教えて頂き、その助言がすっと染み込みました。

次の日、指導保健師の健康教育「骨を丈夫に‼」に参加しました。40〜60歳代の女性約100名の参加者に分かりやすく、優しく、柔軟な言葉で伝える保健師の様子がとても「鮮やか」に見えました。そして、地域を把握する保健師と住民との関係性があってこその健康教育だと実感しました。方言満載の話の中で盛り込まれるジョークが対象の笑いに変わった場面は、保健師マジックだと思いました。

現在、大学教員として、臨地で保健師活動から学ぶキラキラした学生を見て私はいつも感動します。学生にとってその学びは、専門職として経験を重ねる中で、ずっと忘れられない体験になるだろうと確信しています。

（磯村聡子）

保健師と災害支援活動をともにして

看護師として災害医療に携わる筆者は、避難所や救護所等で看護活動を行ってきました。災害時は衛生状態が悪化し感染症が発生したり、避難生活により様々な健康問題が生じたりするため、保健師らと連携し感染予防や疾病予防の対応にあたっています。

2019年、台風第19号の影響により長野県千曲川流域で大規模な浸水被害が発生しました。医療チームの隊員であった筆者は、保健師チームと連携し、長野地域災害保健医療調整本部（長野市保健所）を拠点に活動することになりました。発災後1週間が経過してい

た当時、長野市では13か所の避難所に700〜800名の方が避難しておられ、在宅避難者を含む被災者の健康管理と避難所の環境整備が課題となっていました。

　県内外から参集した医療、保健、福祉のチームは、長野市保健師をリーダーとする地区別の班で活動を展開、保健師チームは個別訪問、医療チームは、避難所のアセスメントや避難者の健康管理を担いました。体調を崩す方が増え始め、本部で総合的な視点から対応策が検討される一方、現場では保健師と合流して話し合い、被災者が必要な支援を早く受けられるよう調整したケースもありました。このように、保健師と行った個と集団に視点をあてた支援活動はダイナミックなものであったと同時に、住民一人ひとりに寄り添ったきめ細やかなものでもありました。

　この活動を通して改めて感じたことは、日常、非日常にかかわらず保健師の活動が地域に密着しており、住民の健康を支える重要な役割を担っているということです。ある避難所で、被災者の方が玄関に立ち、保健師を待っていたかのように迎え入れる姿を見たときには、保健師への厚い信頼を窺い知ることができました。長野県は長年にわたり保健師が減塩運動を地域住民とともに取り組み、長寿の県に導いたことが知られています。保健師のそうした日頃の活動によって顔の見える関係と信頼関係が築かれているからこそ、災害時においても安心感を与える存在となり、住民に寄り添ったケアができるのではないかと思います。

（網木政江）

介護予防活動の普及で感じた保健師活動の醍醐味

　私が地域包括支援センターに着任した平成20年は、介護保険法が大幅に改正された直後で、社会的に介護

予防推進の機運が高まっている頃でした。しかし、担当エリアでは介護予防を目的とした地区組織活動、今で言う「通いの場」の普及があまり進んでおらず、一方で、当法の改正に伴ってデイサービスに通えなくなった方などが外出や交流、運動の機会を求めている状況でした。

　そこで、私は、住民にとって身近な場所である地区の公民館で介護予防を目的とした活動の場を作る必要性を感じました。まずは現状と活動の場を立ちあげる必要性を民生委員や自治会長など地域のキーパーソンに説明して回りました。同時に、既に活動されていた３つの地区にも、他地区からの視察を受け入れていただけるよう依頼しました。すると、早速数名の民生委員が関心を示し、即立ち上げに向けての会合を持つために地区の隣保長や福祉協力員等の関係者に協力を呼びかけてくださいました。また、会合では、住民と共に課題を改めて整理し、解決したい状況を踏まえ目標を設定できるよう支援しました。その後、準備が整った最初の１か所が立ち上がると、また一つまた一つと次々に動き出す地区が出始め、その後は同時並行的に各地区で立ち上がり、地域全体に介護予防を推進する風潮が強まっていくのを肌で感じました。

　当時新人だった私ですが、住民が、共通の目標を達成しようとする際の結束力の強さとそこに生じる相互交流を基盤に他地区にも活動を波及させていく様相を目の当たりにし、とても感銘を受けたのを今でも鮮明に覚えています。同時に、保健師とは、公衆衛生看護の視点から見出した健康課題を解決するために、住民が主体的に動き出せるようなきっかけや仕組みを作る仕事なのだと実感し、地域全体が動いていく醍醐味を味わいました。後任の保健師によれば、10年以上過

ぎた今も活動は継続しているとのことで、ますます保
健師活動の意義を噛みしめる今日この頃です。

（金森弓枝）

保健所の精神保健活動の変遷について

　私が保健師として就職した昭和57年当時は、保健
所で精神障害者のデイケアが始まったばかりの頃でし
た。毎週1回、統合失調症の患者さんを中心に、10時
から15時まで調理実習やソフトボールや卓球などの
スポーツ、季節の行事を取り入れた催し物、創作活動
等を実施していました。参加にあたっての要件として、
主治医の意見書（参加することに対しての指示等）を
提出してもらっていました。参加した患者さんの様子
も主治医に連絡を入れていたので、調子を崩したとき
の対応についても相談しやすい関係性ができていまし
た。デイケア参加者に家庭訪問することで、家族の悩
みを聞き、家族として同じ悩みを持って活動している
家族会の参加へと繋いでいきました。当時の家族会は、
家族同士の悩みを分かち合う場、病気について学習す
る場を設けるだけでなく、本人達が就労していくス
テップとして、作業所を運営していました。保健師と
して、本人や家族の支援をするだけでなく、保健所が
行っていた職親制度（障害があることを理解したうえ
で働く場を提供してもらう企業に対して日当として県
から補助金が出る制度）の周知や協力のための企業訪
問も行っていました。また、保健所で精神保健ボラン
ティア講座を開催し、精神障害者への理解を推進する
とともに、デイケアや作業所にボランティアの活動の
場として参加することで、地域住民に精神障害者を理
解してもらう仕組みづくりを行っていました。
　その頃は、他にも断酒会の夜間例会に参加し、断酒

会主催の勉強会にも出席していました。認知症につい
ても、高齢化と共に課題となり、認知症の専門医によ
る相談や地域の中で本人や家族を支える仕組みづくり
を市町村や関係機関と一緒に行っていました。
　平成 18 年 4 月 1 日障害者自立支援法が施行され、
身近なサービスは市町村で行われることになり、保健
所のデイケアは廃止され家族会の活動も変化していき
ました。
　時代の変化とともに、保健師の役割も変わっていき
ますが、保健師活動の原点は変わらないと思います。
後輩たちにもその醍醐味を引き継いで欲しいと願って
います。

（今元久美子）

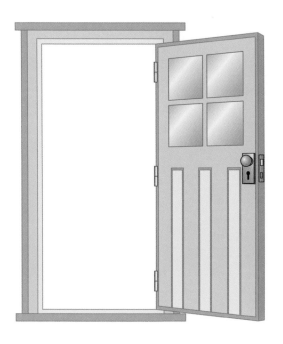

実践：連携調整

あるシンポジウムでの出来事から

　私は 30 数年宇部市の保健師として働き、現在看護学科の教員をしています。

　平成の初めより 20 年近くにわたり、宇部市において、今でいう「地域包括ケアシステム」の構築を目指し、イケイケの仕事をしていました。その頃の出来事です。

　その活動が認められ、全国レベルの東京での保健師研修会に、当時一緒に活動し保健師活動を支えて下さっていました、宇部市医師会の今釜哲男先生と共に、シンポジストとして招かれました。当時、先生の奥様からは「仕事を休んでまで行くなんて」とあきれられていたそうです。

　テーマは「地域を見る目の育ち方・育て方～今、改めて地域を支える地区活動を考える～」で、3 人目のシンポジストは栃木県の A 町長さんでした。町長さんとはもちろん初対面で、ランチをしながらの打ち合わせでしたが、とにかく盛り上がりました。

　そのままの勢いでシンポジウム突入!!

　三者三様に、懸命に取り組んでいる自分たちの活動を、話が途切れる間もなく言いたい放題!!　司会者の入る余地もありません。

　その時の司会が、皆様ご周知の B 先生でした。

　あきれられた B 先生から、最後にひと言「何も言うことはありません。素晴らしい活動です。」でした。

　今も振り返ると赤面の思いでいっぱいですが、3 人共に「住民のために、安心して暮らせるまちを創るのだ!!」という熱い強い思いがあったことは確かです。

　今ではその当時の情熱は残っていませんが、ひと時でもそんな活動ができたことで、私の保健師人生は豊

かになりました。活動を支えて下さった皆様方のお陰で「保健師は私の天職」と言えるようにもなりました。

　これまでの保健師としての経験を、今の学生に伝えたいという思いで、日々老体にムチ打ちながら、学生との関りを楽しんでいるこの頃です。

（滝川洋子）

はじめての管理職

　現在、保健師が管理職につくことは珍しくなくなりましたが、はじめて管理職になった時から現在まで、様々な失敗や苦悩の中から大切であると学んだことをまとめてみます。

1. 行政組織の中で技術職はマイノリティですが、たくましく生き残っていくには

　行政組織の大半を占める事務職とは WIN・WIN の関係で、折り合いをつけながらやっていくことが重要だと痛感しています。

　理由の 1 点目は、技術職は専門分野が強みでも、組織内で業務を遂行していくには、事務職の支援が必須となることです。これは、各職能の業務内容による育ち方の違いにあり、事務業務については専門である事務職に補完してもらう必要があるからです。2 点目は、事務職は保健師を語る強力なスピーカーとなることを意識しておくことです。保健師と同所属や業務上の関係事務職は、接している保健師のイメージを感じて他者に伝えて行くので、良くないイメージの場合は保健師全体が不利益を被ることになります。3 点目は、事務職の中にあってこそ、技術職は際立って職能を発揮できることです。日常の専門的視点は言うまでもなく、住民で配慮が必要な方の対応、職員のメンタル相談、体調不良などが突発的に発生したときの救護など、「保

健師の呼び出し」は他部署から結構ありますが、片や組織の中での技術職の役立ち感はあります。

2. 技術職と管理職の両立

　管理職は職員個々に対する管理と、業務の進捗管理等の組織内調整を行います。一方、技術職として組織に雇用されている以上、技術職である部分も担う必要があり、保健師管理職が組織に求められるものは何かを見極めることが重要だと思います。

　保健師の業務は、事業を通して住民の声を直接聞くことができ、施策に反映しやすい活動形態です。しかし、管理職は現場から遠ざかる傾向にあるので、スタッフからの相談や報告等は大切にしなくてはなりません。今、現場で何が起きているか情報を把握し、いつでも上層部に提言できる体制を作っておく必要があります。

3. 職位が上がる時には覚悟が必要

　当たり前のようですが職位が上がるほど責任は重くなります。今、振り返ると、課長補佐から主幹の時は、保健師業務を組織の中でどう活かせるかを考えていて、保健師間の仲間意識があり、とてもおもしろい時期だったように思います。

　課長になってこの意識はない訳ではありませんが、スタッフとの距離を感じ孤独感が強くなりました。必要とされた時に逃げずに受け止める覚悟が必要であること、自分だけの問題ではなく、活動のしやすさを維持していくために次に続く保健師へ道を残していくという意識で持ちこたえることが必要であると感じています。

（河上屋里美）

保健師活動の多様な場

　私は現在大学で地域看護学の教員として働いていますが、これまで複数の場で保健師として活動をしてきました。夫からは「ウチの嫁さん、職を転々とする」と言われながらも、「いやいや流れに逆らわずに生きてきたらこうなった」と言いながら保健師人生を歩んでおります。

　最初に就職したのは町役場でした。へき地での保健師活動に興味があったことから「田舎」の保健師になりたいと、人口1万6千人ほどの町役場に就職しました。奇しくも就職した年は介護保険制度が始まった年でもあり、保健センターではなく役場にある介護保険室に所属をし、毎日毎日認定調査のための家庭訪問を繰り返しました。1日に4～6件の家庭訪問をするという経験は、家庭訪問での観察眼やコミュニケーションスキルを磨く機会となりました。

　結婚を機に退職した私は、介護老人保健施設で保健師として就職しました。そこでは、高齢者やそのご家族の相談に応じる、ケアマネージャーさんとのサービス調整や医療機関への手続きなども行いました。その中で私は、情報収集と称して何度も入所者の元を訪れ、看護・介護スタッフと共に入浴や食事の介助をさせていただきながら入所者の方々とコミュニケーションを深めたうえで今後を検討することを心掛けました。その後併設の精神科医療機関の地域連携室へ異動し、主に入退院の調整を行いました。その際には、地域の保健師さんとの情報共有や支援方針の検討などが欠かせない活動でした。

　そしてもう一度行政で働きたいと考え、県型保健所の保健師となりました。保健所では、専門職対象の研

修会や会議、住民対象の講演会の企画・運営などを経験しました。また、難病や障害を抱えている方々から疾患の進行や療養生活などについて教えてもらいながら、一緒にこれからのことを考えるという活動も行いました。

そして現在、どんな場所・組織であっても専門職として活動できるのが保健師の最大の魅力だと感じつつ、日々学生と共に地域看護学を探求する毎日を送っています。

（後藤奈穂）

救急看護からみる保健師

私は、2000年に統合カリキュラム課程の大学を卒業し、看護師と保健師の資格を得ました。在学中より救急看護に関心があり、集中治療室と救命救急センターでの勤務を経て、急性・重症患者看護専門看護師となり、現在は大学にて教育・研究に携わっています。

私は救急医療を専門とする看護師ですが、地域住民のことを考えることがあります。救急医療で出会う患者の多くは、疾患や治療などのため患者自身が意思決定できない状態であることが多く、患者の価値観や希望がわからず意思決定に難渋することが多いためです。患者に代わって意思決定を行う家族も、突然のことに危機的状態となり、救急看護師の支援を必要とします。山勢らは救急看護師の家族看護の構造モデルを明らかにしており、救急看護師は意思決定のための時間的猶予がないことを念頭に、信頼関係の構築を意識して行うことを明らかにしています。このように救急医療では、患者の生命に関わる意思決定が必要にもかかわらず、切迫した状況の中で意思決定を支援しています。

2018年厚労省より「人生の最終段階における医療・ケアの決定プロセスに関するガイドライン」が示されました。このガイドラインでは、高齢多死社会の進展に伴い、地域包括ケアの構築に対応する必要があることや、アドバンス・ケア・プランニングの概念が提唱されました。地域住民がもしものときのために、どのような医療・ケアを望むのか検討しておくことは、救急場面での意思決定を助けるものになるといえます。よって、地域住民の保健指導や健康管理などを担う保健師の役割は益々大きくなっていくと考えられます。

　私は、保健師の教育を受けた救急医療に携わる看護師として、患者にとって最善の医療とケアを提供したいと考えています。救急医療は受けている患者だけでなく家族にも影響を及ぼします。例えば、患者の唯一の家族が認知症であった場合、家族の社会的な支援を救急から切り開いていくこともあります。救急と地域は対局にあるようで隣りにあります。地域住民が生き生きと暮らし、急な時には望ましい医療が提供できる地域包括ケアの構築を切に願っています。

（田戸朝美）

保健師さんはスーパーウーマン！

　私が初めて保健師さんに出会ったのは二十数年前頃だったと思います。当時は多くの医療機関が一般診療から独立した訪問看護ステーションを開設し始めた時期でした。私が勤務していた病院も地域医療を主とする中規模病院でしたので、一早く訪問看護ステーション開設に向けて動き始めました。開設準備から初期運営までを担っていたのが20代の若い二人の保健師さんだったことに大変驚いたことを今も覚えています。これを読まれている保健師さんはたぶん「何を驚いて

いるの？」と不思議に思われるだろうということを、多くの保健師さんと出会い仕事をしてきた今の私にはわかりますが、当時の二人の保健師さんと同年代であった私はこう思っていました。「人間は変化を恐れるもので、変化に対応するのも難しいが、ゼロから何かを作り上げることは更に難しい。指導者もない20歳代の女性が組織の中でステーションを立ち上げることは大変だろうな。」と。結果、その思いは杞憂に過ぎなかったのですが、二人の若い保健師さんは常に明るく自分たちのスタイルでステーションを立ち上げることに成功しました。明るく実行力、決断力を兼ね備えた保健師さんは地域の信頼も厚く、すぐに地域でのステーションの評判は高まり、やがて保健師さんの人数も2人から3人へと増員されていきました。今では在宅療養しながら最期も自宅で迎えることも実現可能になっていますが、当時その思いを実現させるためには訪問看護ステーションが唯一の頼りであったかと記憶しています。ステーションを運営する保健師さんは、患者さんにとっては家族の一員であり、患者さんの家族にとっても自分たちができないことを手助けしてもらえ、ある時には家族間の問題も相談できる家族以上の存在であったようです。これが保健師さんの仕事を理解した初めての出会いとなりました。

その後も多くの保健師さんに出会いましたが、皆さんに共通することは、人への配慮が行き届き（普通に考える以上に細かなことまで気づかれます）、話し上手で（人前で話すことに慣れていて、話は長いですが必ずオチが用意してあります）、サービス精神にあふれ（人喜ばせることが上手です）、多少の困難はものともせず（どんな大変な時も冷静で、どこ吹く風の風情を醸し出しています）、健康で体力も十分（年齢、

体格に関係なくみんな元気です）、決断力・実行力に優れ（あまり迷いは感じられません）、温かく親切な女性であったことです。

　私にとっての保健師さんはまさに "スーパーウーマン" だったのです！

　少しばかり褒めすぎましたか（笑）？

（末永弘美）

私から見た保健師像

　私は整形外科医です。今は南風荘という障害者福祉施設の理事長をしています。

　保健師との出会いは、平成5年、私たち医師も医療だけではなく地域の保健・福祉にも関心を持つ必要があるのではないかということで、行政の保健師たちとの顔の見える連携が始まりました。

　これまで今の関係を築くには紆余曲折がありましたが、保健師と関わってきた中で、行政の保健師にも3つのタイプがあることに気付きました。一つのタイプは、比較的少ないとは思いますが、地域に出たがらないとか、与えられた仕事以外の事はしたくないとか、医師との間には壁があってもかまわないと考えたり、人的ネットワークなど必要ないと思ったり、時間外までも出かけていって勉強したくはない等、保健師の仕事に消極的で意欲のない人です。一方2つ目のタイプは、保健師としての使命感に燃え、地域の人の役に立ちたい、少しでも良い仕事をしたい、仕事に喜びを感じ、そのためには少々自分が多忙になってもかまわないなど積極的で勤勉なタイプの人です。そして3つ目のタイプは、このどちらでもない中間的なタイプの人で、このタイプが一番多いのではないでしょうか？

　保健師になった以上は、住民が安心して生活でき、

障害があっても、年齢を重ねても、楽しみや生きがいのある暮らしができるように支援し、地域の人のために役立ちたいと思うのは当然のはずです。

　今保健師活動の在り方が業務担当制でなく地区別担当性へと変わってきています。その町が住みやすいかどうかは、保健師活動に掛っているといっても過言ではありません。ですから保健師の活動は地域全体のまちづくりといえます。

　このように保健師の仕事は大変な仕事ですが、保健師になった以上は、私利私欲を捨て住民の為に役立ちたいという使命感を持つ必要があると思います。

　以下は私が保健師に伝えたいことです。

1. 机の前にばかり座っているのではなく、地域に出て地域の現状を把握し課題を探そう
2. その為にはボーッとして歩いても何も見えない。色々な勉強をして知識を増し、情報を得よ。研修会や色々な団体の会合にも自分の為に積極的に参加しよう
3. 地域住民の顔を覚え、自分自身の顔も覚えてもらおう
4. 地域のキーマンを探し、自分はコーディネーターになり、キーマンと共に地域住民を動かし一緒に課題を解決しよう

　なぜ保健師になりたかったのか今一度原点に立ち返り考えてみてください。保健師としての使命感を持ち、地域住民のために役立ちたいという強い信念、仕事に対する誇り、生きがい、さらに喜びを持って、保健師活動に邁進して欲しいと思います。

　最後に、皆さま方の人生の価値観を「何になったかではなく、何をしたか」におく事を忘れないでくださ

い。

（今釜哲男）

就労継続支援 B 型事業所の職員からみる保健師 ～地域福祉の現場から～

　精神障がい者が通所する日中活動の場（就労継続支援 B 型事業所）において、なかなか通所が安定しない利用者のカンファレンスが開かれた際の出来事です。

　カンファレンスでは利用者の通所がなかなか安定しない状況から、関係者の間で、利用者に少し厳しい現実を伝えなければならない、そう判断しました。

　そこでの保健師の一言。「私の口から伝えましょう、施設の方が伝えると今後の通所に影響を及ぼすかもしれないから」と。関係者の中で、利用者と一番長い時間を過ごしているのは施設の職員ですが、その施設職員が伝えることで起こりうる相互へのリスクを考え、役割を買って出たのです。これこそ連携、そして役割分担ではないでしょうか。

　利用者の全てを把握することは難しいです。だからこそ日々の情報共有、カンファレンスが必要であり、それを経て、いかに利用者が過ごす現場・他職種が支援している現場を想像出来るかが重要です。カンファレンスに参加した保健師は瞬時に想像し判断したのでしょう。保健師の言葉は簡単な一言のように感じますが、現状を把握し、関わっている関係者の役割を考え、また想像し、先を見据え判断した重要な一言だと思います。

　施設職員から利用者に伝えることも出来ますが、誰が伝えるか、それによる利用者への影響を考え、利用者と施設職員という小さなコミュニティだけで終わら

せず、これをコーディネートしサービスの質の向上という目的もあったのでしょう。

　施設で起こったことは施設内で解決出来てしまうことも多いです。しかし、カンファレンスでの保健師の一言により、改めて連携の必要性を感じました。たった一言、役割によって支援の幅は広がりました。他職種（地域福祉の現場）からみる理想の保健師です。

（川島美緒）

保健師とともに歩む未来

　私が保健婦科の学生だったころ、ある授業で学科の先生が保健師の心意気？的なエピソードを披露されました。その先生は保健師になりたてのある日、移動中に車の車輪を道路わきの溝に落としてしまったそうです。近くに居合わせた住民が心配して集まってきたのをこれ幸いと、笑顔で「自分が地区担当の保健師です。」とあいさつをしたということでした。当時の私はその先生の笑顔とともに「保健師ってタフな心臓を持ち合わせていないとやっていけないな。」「あの先生のようにはなれない。自分には無理かも。」と心の中で強く思ったのを覚えています。

　今、私は学校で養護教諭として働き、30年を経過したベテランと呼ばれる年代になっています。保健師ではないものの、私が学生当時思っていたように、周囲からはタフな心臓の持ち主と思われているかもしれません。生徒や保護者、教員とのやり取りや職務経験を通して、「ピンチはチャンス」「こけても土を掴んで起きる」といった思考になってきていると自分でも感じるからです。

　さて現在、学校はコミュニティスクールとして、地域社会と協働して子どもたちを育てていくことに取り

※コミュニティスクール：学校運営協議会制度のこと。学校と地域住民等が力を合わせて学校の運営に取り組むことが可能となる「地域とともにある学校」への転換を図るための有効な仕組み

組んでいます。先のエピソードのように、顔を直接合わせて広げていく関係と同時に、SNS等を利用してつながっていく関係も並行して築いていく能力が求められています。20年くらい前は、地域の保健師と子どもたちの健康増進のためにどう連携していこうかと考えていました。保健センターを訪ねた折、学齢期の子どもへも働きかけをしたいという話を聞き、地区担当保健師と試行錯誤をしながら料理教室を開催したことが思い出されます。今では、養護教諭と保健師とが気楽にメールなどを通し、共に子どもたちの健康づくりについて相談できるようになってきています。

　自然災害やコロナ禍など、予測不能な出来事が起っている社会を見つめたとき、保健師も養護教諭も地域公衆衛生の分野を通して、この先の健康課題に柔軟に対応できる新しいつながり方を求められている気がします。子どもたちの希望ある未来を保証するパートナーとして、これからも保健師とタフにつながっていきたいと思います。

（重政敦子）

保健師が行政にいる意義

　私が行政（市）の保健師になって34年目を迎えます。
　学生の時、『なぜ行政（市）を就職先として選んだのか』を思い起こしてみると、病棟での看護師実習の時の受け持ち患者さんの退院時指導をした際に、家での暮らし（地域での暮らし）がイメージできずに、『患者さんの実際の生活状況に応じた生活指導になっていない』ことを実感し、保健師科（私の出身校は、看護師と保健師の養成のための学科は別々でした）に進学し、就職の際も地域の人々の生活に沿った働きかけができることを目指して、行政（市）に就職しました。

実際に行政（市）に就職してみると、地域の生活に密着した業務ばかりで、新米保健師にも優しい、たくさんの住民・職場の人に出会い「自分は保健師だ！」と思う瞬間ばかりで、保健師科に進学したイメージ通りの保健師人生を歩めてきたように思います。

　そんな中、それまでは、あまり考えてもみなかった「保健師が行政にいる意義」について考えるきっかけがありました。それは、保健師21年目にして、保健事業以外の業務についた時と、26年目で、初めて市役所本庁内勤務となった時でした。

　21年目の保健事業以外の業務とは、介護保険法改正によって新設された「地域包括支援センター」の業務です。そこでは、事務職、介護支援専門員や社会福祉士など保健師以外の技術職と一緒に業務を始めることになりました。他職種の中で「保健師」を意識し、「保健師」の視点を見つめ直すいい機会となりました。また、新設のため新体制の構築や新事業の立ち上げが多く、施策化を意識せざるをえなくなりました。20年目までも保健事業関連の法令が改正されるたびに、新事業の立ち上げや、施策立案もしていたのですが、全く新しいことばかりだったことと、多職種が混在したことで、意識が変化したのかと振り返ることができます。

　そして、26年目に市役所本庁内への引っ越し（地域包括支援センター業務担当のまま）をしました。業務内容は、引っ越す前とほぼ同じだったのですが、違っていたのは、事務職が多数の中での保健師の特殊性、保健師の視点での施策化への他職種からの期待を体感したことでした。

　保健師は、数年で部署異動する事務職と違って、健康課題への視点を長期にわたり見通し、所属する行政

（市）の健康課題に関しての方向性を常に意識する必要があります。保健師1年目であろうが、30年目であろうが、行政（市）内では、常に『保健師の視点』が期待されます。そして『保健師の視点』で施策にかかわり、自分の所属する行政（市）の健康課題の解決に地域の人たちと一緒に取り組み、施策化していくことが、行政（市）に保健師がいる意義ではないかと思うし、保健師のプライドだと意識しています。

（片達智惠）

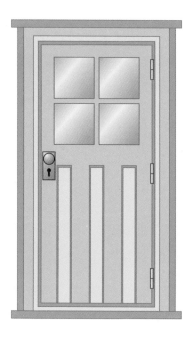

発刊に寄せて

「保健師活動を展開する扉」発刊に寄せて

　「扉」といえば、私はドラえもんの「どこでもドア」を連想します。この本を読めば、保健師の皆さんが「扉」を開けてどこへ行くか（行ったか）、そしてその場所でどのような行動をとるか（とったか）がわかります。

　編集を担当した山口大学大学院医学系研究科保健学専攻の守田孝恵教授は、長年にわたり公衆衛生看護学分野のわが国における第一人者として、学術的な研究や学生教育はもちろんのこと、しばしば講演会や研修会を通じて現場の保健師の方々の指導にあたってこられました。本書の執筆者の中には守田教授を師と仰ぐ方々が多数見受けられます。そして、その執筆者陣が独自の経験や日頃の思いの一端を率直な言葉で記述しています。そのため、この1冊は決して高尚な学術書ではありませんが、保健師の方々の日常や人柄を表すような親しみやすい内容となり、この領域にはあまり詳しくない私でも気軽に読み進めることができました。

　そもそも「保健師」という職種の存在を知らない日本人はほとんどいないでしょう。しかし、大災害発生時以外にはその活動が注目されることは少なく、一般住民はもちろん、私のような医療者でもその業務や活動を正しく認識しているとはいえません。ところが、昨今の新型コロナウイルス感染症関連のニュース等で、保健師の方々がとても重要な任務を背負って日々奮闘されていることが広く知れわたるようになりました。もちろんそれらの業務は保健師活動のほんの一部にすぎないことは、本書を読めばよくわかります。

　この1冊を手にとられた方は、「どこでもドア」を開けたつもりで保健師の世界にどっぷり浸かってみて

ください。

山口大学医学部保健学科長
山口大学大学院医学系研究科保健学専攻教授
野垣　宏

「保健師活動を展開する扉」発刊に寄せて

　この度、ベテラン保健師から新人保健師までの日々
の活動を集約し、社会に向け、読み物として広く気軽
に読める本として発刊されるとのこと、山口県産業医
会を代表し、心からお祝い申し上げます。保健師さん
の活躍の場は、社会のあらゆる領域に存在し、乳幼児
から高齢者まで、あらゆる世代の健康を見守り、サポー
トするスペシャリストだと認識しています。せっかく
の機会ですので、職域の産業保健に携わる者として、
同志あるいは未来の仲間に向けた言葉を綴らせて頂
き、お祝いの言葉とさせて頂ければと思います。

　「平成30年衛生行政報告例（就業医療関係者）の概
況」によると、平成30年末現在の就業保健師（以下「保
健師」という。）は52,955人（男1,352人、女51,603人）
で、前回（平成28年）に比べ1,675人（3.3％）増加
しているとのことであり、就業場所別にみた実人員構
成割合は、「市区町村（29,666人；構成割合56.0％）」
が最も多く、我々産業医と共に働く職域の保健師さん
は3,349人（6.3％）となっているようです。

　なお、都道府県別の人口10万人当たりの保健師数
は、「島根県（79.3人）」が最も多く、次いで「長野県
（77.2人）」、「山梨県（76.5人）」となっており、最も
少ないのは「神奈川県（23.5人）」で、次いで「大阪
府（25.9人）」、「東京都（28.4人）」となっており、地
方に多く大都市圏に少ない傾向がみてとれ、山口県

（55.5 人）はそのちょうど中間あたりにありそうです。

　さて、視点を未来に移したいと思います。日本は世界に先駆けて少子高齢化の時代を切り開いていく立場にあります。我々の活動は先輩諸兄の地道な積み重ねの上に成り立っており、この度の新型コロナウイルス対応においては、SARS-Cov-2 の実態のみならず COVID-19 の病態に関して不明な事が多い中、古典的対処法である「接触感染」、「飛沫感染」対策の原点に立ち戻り、「ジャパン・ミラクル」と称される公衆衛生システムを土台に、多くの関係者が知恵を出し合い、過去から現在までの延長線上に存在しない現状（ニュー・ノーマル）に日々向き合っています。ただ、その一歩一歩は地道に現場に足を運び、言葉を拾い上げ、情報として整理し、丹念に違いを探していく積み重ねから成り立っています。

　違いを探し出す議論をするためには専門性が求められ、産業医は労働者や事業者と共に現場で 5 管理（作業環境管理、作業管理、健康管理、労働衛生教育、統括管理）を実践し現場力を高め、学会活動を通じて専門性を高めます。保健師の皆さんはどうでしょうか？現場力は現場で培うものかもしれませんが、専門性は専門家同士の研鑽により高められるものだと思います。小職は、学会に足を運び、知らない人と会話し、言葉を拾い上げる事は専門性を高めるうえでとても大切な事だと思っています。皆さんに色んな学会でお会いできることを楽しみにしております‼ 「ご健康に！、ご安全に！」

山口県産業医会　会長

塩田　直樹

著者一覧 （五十音順）

網木　政江　　　山口大学　大学院医学系研究科
池田　桃子　　　川崎町健康づくり課
磯村　聰子　　　山口大学　大学院医学系研究科
伊藤　悦子　　　学校法人 YIC 学院　YIC 看護福祉専門学校
伊藤　志奈子　　宇部市総合戦略局共生社会ホストタウン推進グループ
今釜　哲男　　　社会福祉法人南風荘　理事長
今元　久美子　　元山口県山口健康福祉センター　防府支所
入部　さつき　　古賀市保健福祉部　介護支援課
落合　教子　　　元学校法人 YIC 学院　YIC 看護福祉専門学校
角森　輝美　　　福岡看護大学　看護学部　看護学科
梶山　明日花　　福岡県京築保健福祉環境事務所　健康増進課
片渕　智恵　　　岩国市健康福祉部　健康推進課
片山　尚子　　　薩摩川内市　市民福祉部　市民健康課
勝間　りな　　　川崎町健康づくり課
金森　弓枝　　　熊本大学　大学院生命科学研究部
鎌田　久美子　　公益社団法人　日本看護協会常任理事
河上屋　里美　　萩市保健部健康増進課
川島　美緒　　　社会福祉法人江古田明和会　すのうべる
木嶋　彩乃　　　大分県立看護科学大学　看護学部　看護学科
楠本　真理　　　三井化学株式会社　研究開発企画管理部健康管理室
越田　美穂子　　富山県立大学　看護学部　看護学科
後藤　奈穂　　　大分大学　医学部看護学科
斎藤　美矢子　　山口大学　大学院医学系研究科
重政　敦子　　　山口県立徳山高等学校　定時制
末永　弘美　　　山口大学　大学院医学系研究科
滝川　洋子　　　宇部フロンティア大学　人間健康学部　看護学科
立川　美香　　　宇部フロンティア大学　人間健康学部　看護学科
田戸　朝美　　　山口大学　大学院医学系研究科
永井　潤子　　　国立市健康福祉部　健康増進課
中原　敦子　　　山口大学　教育・学生支援機構　保健管理センター

中村　富美子　　静岡県沼津市立大岡中学校
中本　奈美　　　周防大島町健康福祉部　健康増進課
林　敦子　　　　白井市　総務部　総務課
日高　はるみ　　宇部市男女共同参画センター
村上　祐里香　　山口大学　大学院医学系研究科
守田　孝恵　　　山口大学　大学院医学系研究科
山口　忍　　　　茨城県立医療大学　看護学科
山田　小織　　　福岡女学院看護大学　看護学部　看護学科
山田　優一郎　　周防大島町健康福祉部　健康増進課
行田　美穂　　　周防大島町健康福祉部　健康増進課

保健師活動を展開する扉

定価 2,000 円 + 税

2021 年 2 月 1 日　第 1 版第 1 刷発行©

編著　　　守田孝恵

発行　　　株式会社 クオリティケア

代表取締役　鴻森和明

〒 176-0005 東京都練馬区旭丘 1-33-10

電話　03-3953-0413

e-mail：qca0404@nifty.com

URL：http://www.quality-care.jp/

ISBN 978-4-904363-86-7

C3047　￥2000E

印刷　　　株式会社 双文社印刷